新自然主義

不靠藥物、不減鹽，就能

健康的
降血壓！

醫學大數據告訴你：

吃藥 和 減鹽 無法預防動脈硬化

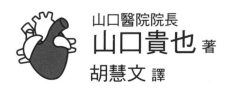

山口醫院院長
山口貴也 著

胡慧文 譯

目　錄

第 2 章
引發高血壓的真正原因

第 3 章
預防心腦血管疾病的新飲食與生活主張

面對生活習慣病，應該從生活中找解方

　　身在台灣，想要吃東西實在是太方便了，除了有
24 小時營業的便利超商，還有蓬勃的外送業者，都
不用為了吃東西而傷腦筋。只是，這麼便利的環境，
卻也導致許多疾病年輕化，過去被認為在中年後才容
易發生的慢性病，如今已經變成任何人都有可能因為
飲食失調而引病上身，這也是日本所謂的「生活習慣
病」，或是我們慣稱的「代謝性疾病」。

　　現今罹患癌症、心血管疾病、糖尿病、血脂異常、
高血壓的生活習慣病的患者日益年輕，然而，用藥是
否就是唯一的解方呢？亦或是可藉由調整生活習慣
及生活飲食，逆轉這類型的疾病，讓我們可以重新回
到健康狀態呢？

治療血壓吃藥不是唯一

　　「高血壓」是現代常見的生活習慣病之一，一旦血
壓偏高，用藥幾乎成了醫界的「標準」治療，而且病
人通常也會擔心，若不吃藥控制血壓，有可能造成心

血管疾病、腦中風、糖尿病、腎臟病等的危機。2022年國人十大死亡原因：高血壓性疾病排名第七位，怎不叫血壓偏高一族擔心呢？

然而，在閱讀日本山口貴也醫師的這本《健康的降血壓！吃藥和減鹽無法預防動脈硬化》一書後，不得不認同山口醫師的觀點，經由他的臨床經驗及論證（91篇論文參考資料），證明透過調整飲食、生活習慣，病人的情況不但可以獲得改善，有的甚至可以恢復到健康狀態。

降血壓新飲食與新主張

不只是台灣，日本也推廣許多有助降血壓的方法，例如運動、飲食、改變生活習慣等等。在本書中，山口醫師提出的觀點與建議，非常值得我們去思考及力行，而他對於降血壓的飲食建議，從營養臨床的立場來看，更是有其依據，例如鹽的攝取和素食的飲食建議。

減少鹽的攝取量不如選對鹽的種類

台灣人吃的口味重，所以醫界建議每日攝取 6 克鹽，鼓勵民眾減鹽。但就如山口醫師觀察及研究發現，鹽分攝取量多寡對血壓並未造成影響。與其在

乎鹽的攝取量，更值得重視的是，日常生活使用的鹽，究竟是何種鹽。例如，前陣子流行國外進口，宣稱健康鹽的「玫瑰鹽」，事實上價格昂貴又不含碘，長期食用對身體沒有益處，還有可能造成碘缺乏的問題。另外，鹽的礦物質成分中含有鉀與鎂，對血壓的控制及心血管疾病的預防也是有助益，但鉀、鎂在蔬菜、水果和豆類中含量豐富，與其極端控制鹽份的攝取量，不如正確的選擇飲食更重要。

吃蔬食改善健康用對方法才更重要

近年來為了健康而追求素食（蔬菜）的人口大增，不同類型的素食：全素、奶蛋素、魚素⋯⋯名目很多，但許多素料含有的人工添加劑及油脂也常被詬病，究竟怎樣健康的吃素食，山口醫師這本書裡也花了篇幅來論述，對於考慮改變飲食習慣或是想要用蔬食改善腸胃道及生活習慣病的你我來說，助益良多。

若你也正愁著罹患血壓偏高的問題，不知如何是好，建議你不妨仔細閱讀此書，若能照著執行，相信要控制血壓，將不會是件難事！

宜仁健康營養諮詢中心院長

前言
從大數據找到真正降血壓之法

「你怎不教教我們，與其吃藥治療高血壓，不如改善生活習慣更經濟實惠。」——小峰齒科醫院小峰一雄院長的這句話，催生了本書的誕生。

據說，日本的高血壓人口已逼近千萬大關。根據統計顯示，日本每年用在高血壓相關的醫療支出約 1 兆 7 千億日圓。每人每年花在降血壓藥的費用大約 10 萬日圓，還好有國民健康保險補助，不然實際藥費支出將高達數倍之多。

如果要我每年掏出 10 萬日圓來買降血壓藥，我寧可選擇「改善生活習慣」讓血壓恢復正常。我相信這一釜底抽薪之道，對許多人來說才是裨益未來人生的良方。

常常有服用降血壓藥的民眾對我說，「我想停藥，可是停不了」、「我怕到不敢停藥」。我細問原因，發現他們幾乎不了解自己無法停藥或是不敢停藥的真正原因。

有的民眾則是抗拒服用降血壓藥，或是雖然正在服藥，但仍試圖找其他替代方案，卻因為來自各界眼花撩亂的醫療資訊讓他們無所適從。

針對有這些因高血壓而困擾的民眾，本書將從三大主軸，為大家一一排除疑難。這三大主軸分別是：

● 醫療大數據顯示，服用降血壓藥，無法預防動脈硬化等疾病。
● 揭露動脈硬化等心血管疾病形成的真正原因。
● 說明服藥以外，還有哪些降血壓良方。

從客觀資料找出真正的答案

一個人會血壓高可能和個人自身因素有關，也可能和他與環境的因素有關。它不僅僅是血管或心臟毛病，還有可能是全身性的問題，甚至是生活環境的共業。

本書執筆之際，筆者遍讀全球相關醫學文獻與研究報告，力求以明確的醫學實證和大數據做為立論基礎。過程中透過醫療統計數據結果發現，至今一直被視為高血壓兩大治療方法之一的「減鹽法」，其降血壓效果並不具有傳說中的神效。

對於向來謹遵醫囑、每天乖乖服藥控制血壓、勵行減鹽而食不知味的民眾來說，得知以上的事實，或許會感到錯愕。但本書的論述完全奠基於客觀的醫學大數據，相信各位讀過以後，對於高血壓以及心腦血管相關疾病將會有正確的認識與理解。

在正式進入本文之前，筆者要特別說明書中經常出現的專門術語「顯著性差異」，這是統計學上的用語，意思是指比較兩種數據的差異，符合「有意義的差異」條件者，即為「顯著性差異」。舉例來說，比較長野縣與青森縣的平均壽命差異時，必須先釐清這一差異是否位於統計上的「誤差範圍」？如果排除在誤差範圍之內，那就是有意義的數據，在統計學上被視為「顯著性差異」。內文中如果寫到「顯著性差異」，就表示數據結果並非偶然，而是兩個群組之間確實存在差異性。

　　最後，祈願本書對讀者們的健康有所助益。

---

* 文中的反白字（例如❶）表示引用的參考文獻標號

　圖表中的反白字同樣表示引用的參考文獻標號

　參考文獻一覽揭載於本書卷末

第1章

被誤解的高血壓
與降血壓藥物關係

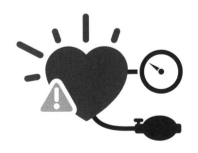

◎降血壓藥製造更多症狀

一聽到自己罹患高血壓，你的直覺反應是什麼呢？

沒有人樂見自己有高血壓，萬一健診結果和高血壓沾上邊，有的人不免情緒跌落谷底，有的人則是怨怪醫生缺乏同理心，只會給冷冰冰的標準衛教。

我經常被高血壓病人問到，「什麼時候非吃藥不可？」或「是不是一旦開始吃藥就一輩子不能停藥了？」是藥三分毒，吃藥當然有一定的風險，究竟要吃不吃，最終決定權操之在病人手中，絕對沒有「醫生說必須吃藥，病人就非得乖乖吃藥不可」的道理。

筆者期待大家讀完本書以後，能夠理解高血壓帶來的危害，以及服藥有哪些風險和好處。

近來，資訊氾濫已經到了前所未有的地步，結果卻是真正需要的救命情報也被淹沒在資訊的洪流之中。

「仿單」沒有說出口的事

上街買東西，大概很少有店員願意老實告訴你自家商品的缺點吧！

使用藥物也是同樣道理，所以病患總是難以理解用藥的真正風險何在。

電器產品都附有使用說明書，化妝品的包裝上也印有成分標示或毒性測試結果。

藥物同樣有「仿單」，上面標示成分內容和使用說明，不過願意認真閱讀的人恐怕只是少數。就以高居降血壓藥市占率第一名的老藥「Amlodipine」（譯按：鈣離子拮抗類降血壓劑，商品名「脈優」，Norvasc），在 2018 年的仿單為例（見次頁）。

　　「Amlodipine」的仿單上雖然寫有降血壓的作用，但是完全未提及可減輕心肌梗塞或腦梗塞的風險，這表示該藥物在臨床試驗時，並未進行相關調查統計。

　　再仔細閱讀仿單，可知服用該藥後出現肢體水腫的機率高，還可能有頭暈和昏厥的副作用。

　　病患因為血壓高服用降血壓藥後，有些人會以為自己頭暈是血壓高的緣故，然而事實卻正好相反，頭暈是藥物所引起。

　　出現頭痛症狀也是如此。許多人以為自己頭痛、頭暈是因為血壓飆高，實際上卻是因為降血壓服用藥物，誘發了種種不適症狀。這麼一來，真讓人不知究竟為何吃藥了。

　　藥物的仿單內容可以直接上網查看，而既然決定服藥，那麼服藥就成為自己份內的工作，所以服藥的民眾務必耐心詳讀仿單內容才好。

**2022年12月改訂（第17版）
*2021年2月改訂

日本標準商品分類番号 ｜ 872171

高血圧症・狭心症治療薬
持続性Ca拮抗薬

日本薬局方 アムロジピンベシル酸塩錠

アムロジピン錠 2.5mg「QQ」
アムロジピン錠 5mg「QQ」
アムロジピン錠 10mg「QQ」

AMLODIPINE Tab. 2.5mg「QQ」・Tab. 5mg「QQ」・Tab. 10mg「QQ」

規制区分：劇薬、処方箋医薬品
　　　　　注意—医師等の処方箋により使用すること
貯　法：室温保存
使用期限：外箱等に表示
注　意：「取扱い上の注意」の項参照

	錠2.5mg「QQ」	錠5mg「QQ」	錠10mg「QQ」
承認番号	22400AMX00680000	22400AMX00081000	22500AMX00320000
薬価収載	2012年12月		2013年6月
販売開始	2008年7月		2013年6月

**　**禁忌（次の患者には投与しないこと）
ジヒドロピリジン系化合物に対し過敏症の既往歴のある患者

組成・性状

販売名	アムロジピン錠 2.5mg「QQ」	アムロジピン錠 5mg「QQ」	アムロジピン錠 10mg「QQ」
成分・含量	1錠中 アムロジピンベシル 酸塩3.47mg （アムロジピンとして 2.5mg）を含有	1錠中 アムロジピンベシル 酸塩6.93mg （アムロジピンとして 5mg）を含有	1錠中 アムロジピンベシル 酸塩13.87mg （アムロジピンとして 10mg）を含有
添加物	D-マンニトール、リン酸水素Ca、トウモロコシデンプン、ヒドロキシプロピ ルセルロース、カルメロースCa、タルク、ステアリン酸Mg、ヒプロメロー ス、酸化チタン、カルナウバロウ		
色調・剤形	白色 フィルムコーティング錠	白色 割線入りフィルム コーティング錠	白色 割線入りフィルム コーティング錠

販売名	外形（直径・厚さ）・質量・識別コード		
アムロジピン錠 2.5mg「QQ」	表面	裏面	側面
	(QQ 408)	2.5	
	直径：6.1mm　厚さ：2.8mm　質量：94.0mg		
	識別コード：QQ408		
アムロジピン錠 5mg「QQ」	表面	裏面	側面
	(QQ 409)	⑤	

・狭心症
通常、成人にはアムロジピンとして5mgを1日1回経口投与する。
なお、症状に応じ適宜増減する。

小児への投与［アムロジピン錠2.5mg,5mg「QQ」］

・高血圧症
通常、6歳以上の小児には、アムロジピンとして2.5mgを1日1回経
口投与する。なお、年齢、体重、症状により適宜増減する。

【用法・用量に関連する使用上の注意】
［アムロジピン錠2.5mg,5mg「QQ」］
6歳以上の小児への投与に際しては、1日5mgを超えないこと。

使用上の注意
1. 慎重投与（次の患者には慎重に投与すること）
(1)過度に血圧の低い患者［さらに血圧が低下するおそれがある。］
(2)肝機能障害のある患者［本剤は主に肝で代謝されるため、肝機
能障害患者では、血中濃度半減期の延長及び血中濃度−時間
曲線下面積（AUC）が増大することがある。高用量（10mg）に
おいて副作用の発現率が高まる可能性があるので、増量時には
慎重に投与すること。］
(3)高齢者（「高齢者への投与」の項参照）
(4)重篤な腎機能障害のある患者［一般的に腎機能障害のある患者
では、降圧に伴い腎機能が低下することがある。］

2. 重要な基本的注意
(1)降圧作用に基づくめまい等があらわれることがあるので、高所作業、
自動車の運転等危険を伴う機械を操作する際には注意させること。
(2)本剤は血中濃度半減期が長く投与中止後も緩徐な降圧効果が認
められるので、投与中止後に他の降圧剤を使用するときは、
用量変化に投与間隔に留意するなど患者の状態を観察しながら
慎重に投与すること。

3. 相互作用
本剤の代謝には主として薬物代謝酵素CYP3A4が関与していると
考えられている。
併用注意（併用に注意すること）

薬剤名等	臨床症状・措置方法	機序・危険因子
降圧作用を有する 薬剤	相互に作用を増強するおそ れがある。減量に観察を行う などを確認して使用すること。	相互に作用を増強するおそ れがある。
CYP3A4阻害剤 エリスロマイシン ジルチアゼム リトナビル イトラコナゾール等	エリスロマイシン及びジルチ アゼムとの併用により、本剤 の血中濃度が上昇したとの 報告がある。	本剤の代謝が競合的に阻 害されるため可能性が考えられ る。
CYP3A4誘導剤	本剤の血中濃度が低下する	本剤の代謝が促進される可

薬効薬理
ジヒドロピリジン系カルシウム拮抗薬としての作用を示すが、作用の発現
が緩徐で持続的であるという特徴を有する。
ジヒドロピリジン系カルシウム拮抗薬は膜電位依存性L型カルシウムチャ
ネルに特異的に結合し、細胞内へのカルシウムの流入を減少させること
により、冠血管や末梢血管の平滑筋を弛緩させる。非ジヒドロピリジン系
カルシウム拮抗薬（ベラパミルやジルチアゼム）と比較すると、血管選択性
が高く、心収縮力や心拍数に対する抑制作用は弱い。[5]

(2)その他の副作用
次のような副作用が認められた場合には、必要に応じ、減量、投与
中止等の適切な処置を行うこと。

	頻度不明
肝臓	ALT（GPT）上昇、AST（GOT）上昇、肝機能障害、Al-P上昇、 LDH上昇、γ-GTP上昇、黄疸、胆汁
循環器	浮腫[注1]、ほてり（熱感、顔面潮紅等）、動悸、血圧低下、胸痛、期外 収縮、洞房又は房室ブロック、脈拍増加・不整脈、失神、徐脈、潮紅
精神・神経系	眩暈・ふらつき、頭痛・頭重、眠気、振戦、末梢神経障害、気分動揺、 不眠、錐体外路症状
消化器	心窩部痛、便秘、嘔気・嘔吐、口渇、消化不良、下痢・軟便、排便 回数増加、口内炎、腹部膨満感、胃�炎、膵炎
筋・骨格系	筋肉痛、筋痙攣、筋緊張亢進、関節痛、筋脱力
泌尿・生殖器	BUN上昇、クレアチニン上昇、頻尿・夜間頻尿、尿管結石、尿潜血 陽性、尿中蛋白陽性、尿閉、排尿障害
代謝異常	血清コレステロール上昇、CK（CPK）上昇、高血糖、糖尿病、尿中 ブドウ糖陽性
血液	赤血球減少、ヘモグロビン減少、白血球減少、白血球増加、紫斑、 血小板減少
過敏症[注2]	発疹、瘙痒、蕁麻疹、光線過敏症、多形紅斑、血管炎、血管浮腫
口腔	（併用により）歯肉肥厚
その他	全身倦怠感、しびれ、脱力感、耳鳴、鼻出血、味覚異常、疲労、咳、 発熱、視力異常、呼吸困難、異常感覚、多汗、血中カリウム減少、 女性化乳房、脱毛、鼻炎、体重増加、体重減少、味覚、皮膚変色

台灣版脈優仿單請掃 QR Code

◎什麼是高血壓？

到底什麼是高血壓？

血壓是血液灌流人體時必然產生的生理現象。血壓經常 130/90 等加以表記，數字高的是「收縮壓」，又稱「上血壓」；數字低的是「舒張壓」，又稱「下血壓」。

「收縮壓」是左心室收縮時，泵出的血液衝擊血管壁的壓力，「舒張壓」則是左心房擴張時，血液在血管彈性收縮後產生流動所形成的壓力。也就是說，收縮壓是心臟泵出血液的力道，舒張壓則表示血管的彈性與緊繃度。

脊椎動物登上陸地後，必須承受地球的重力，人腦的位置高於心臟，血流最不足而脆弱，人體為了補強腦部的供血，必定要升高血壓。長頸鹿的血壓高，大象、牛、貓和豬的血壓也不低。鳥類普遍血壓都高，火雞最高的收縮壓甚至可以高達 300~400。

我們能說這些血壓高的動物都不健康嗎？非也。即使血壓高，只要血管足以耐受血壓，那就是健康的。

就算服藥降血壓也不一定能預防動脈硬化

人體的健康狀態受到血液循環左右，血管不斷老化，人就隨之老化。一般都將血管老化的原因歸咎於高血壓，然而，血壓雖高仍享長壽者所在多有，所以血壓

高並不等同於血管老化。

常聽人說血壓高會導致動脈硬化，動脈持續硬化將引發心肌梗塞或腦中風，腎臟功能也遭受破壞，所以必須設法降低血壓。問題是，沒有高血壓問題的人，同樣會發作腦中風和心肌梗塞。

換句話說，**高血壓並不等同於動脈硬化，充其量也只是引發動脈硬化的原因之一罷了。**

許多病例顯示，服藥降血壓，仍無法預防動脈硬化。但是當病人向醫生提出質疑時，也只能得到「服藥控制血壓可以預防萬一」的解釋。請問，病患該如何是好呢？

接下來，筆者要為大家解開動脈硬化的成因之謎，並說明如何預防動脈硬化。

◎擔心高血壓？ 更要預防動脈硬化！

高血壓分為「原發性高血壓」（Essential hypertension，又稱本態性高血壓）與「繼發性高血壓」（Secondary Hypertension）兩大類。

「繼發性高血壓」起因於內分泌失調、腎動脈異常等疾病，這類高血壓的治療方法端視疾病的原因而不同，有的需要手術治療，有的則必須用藥物治療。

至於「原發性高血壓」，其實就是「原因不明」的高血壓。事實上，絕大多數的高血壓患者都屬於「原因不明」的原發性高血壓。

目前已知，引起「原發性高血壓」的原因之一，來自「血管內皮細胞功能障礙」，關於這一點，本書稍後會加以說明。從結論上來講，**「血管內皮細胞功能障礙」也是誘發動脈硬化的原因**。即使血壓偏高，只要不引發動脈硬化，就不至於威脅健康。那麼，造成動脈硬化的「血管內皮細胞功能障礙」究竟為何發生？又是何時發生的呢？以下為大家說分明。

◎動脈硬化的原因：血管內皮細胞功能障礙

現代先進國家的日常飲食，早在國民的幼兒期就已經悄悄為動脈硬化埋下伏筆。

動脈硬化最初是從血管的內皮細胞開始發展，「血管內皮細胞」位於血管的最內層，是直接接觸血流的細胞。人體的血管不同於橡膠管或矽膠管，它不僅要容納血液，還必須將人體組織所需的營養物質從血液中抽取出來，並且吸附血液裡的回收物。最為大眾所熟知的，就是氧氣與二氧化碳，其他還有糖分、蛋白質、脂肪等。血管的結構中有一部分是肌肉組織，因此可以收縮也能夠擴張。

從一開始「血管內皮細胞功能障礙」
發展為心血管合併的動脈硬化症過程

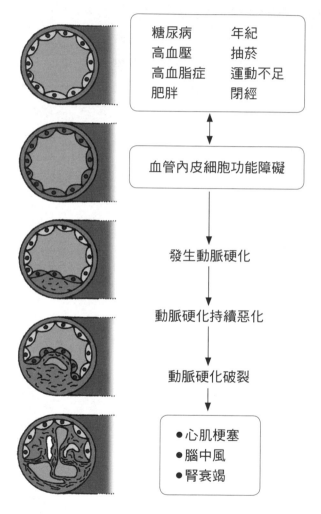

糖尿病　　年紀
高血壓　　抽菸
高血脂症　運動不足
肥胖　　　閉經

↕

血管內皮細胞功能障礙

↓

發生動脈硬化

↓

動脈硬化持續惡化

↓

動脈硬化破裂

↓

● 心肌梗塞
● 腦中風
● 腎衰竭

● 引用自 東 幸仁「動脈硬化の第一段階としての血管內皮障害」
日本 科学会雑誌第 96 巻第 8 号，平成 19 年 8 月 10 日（部分摘錄）

血管內皮細胞會製造一氧化氮（NO），一氧化氮的成分與狹心症病人發作時服用的藥物硝化甘油（Nitroglycerin，NTG）成分相當，具有擴張血管的作用。血管內皮細胞如果功能不彰，無法充分製造調節血管活動的必要物質（包括一氧化氮在內），血壓就容易升高。

此外，血管內皮細胞的表面帶有負電荷，紅血球的表面也帶有負電荷，負電荷與負電荷會彼此相斥，紅血球難以黏附在血管壁上，血液便得以順暢流動。一但血管內皮細胞功能不佳，紅血球容易黏附在血管壁上，就會妨礙血流。

血管壁雜質過量堆積引發功能障礙

鹽巴的主要成分是鈉，血液裡的鈉多了，會干擾血管內皮細胞行使正常功能，而活性氧和血糖偏高，也會傷害血管內皮細胞。血管內皮細胞功能低落，將導致血管壁舒張困難。

此外，血液中的物質過量堆積在血管壁上，又或是血管裡的脂質發生氧化等，都被統稱為「血管內皮細胞功能障礙」。不但如此，血壓升高也會誘發人體的氧化壓力上升，干擾血管內皮細胞的正常運作。這些都是造成動脈硬化的原因。好比用混凝土鋪設在小溪

的底面，溪底容易淤積爛泥，血管內皮細胞功能障礙的狀況也類近這情況。發生功能障礙的血管內皮細胞猶如缺乏生物活性作用的混凝土，後續當然弊病叢生。

一看到血壓高，我們很容易認為問題出在心臟或血管，但其實血液本身的品質也是關鍵。如同前面所述，只要血糖多起來，就容易引發血管內皮細胞功能障礙。紅血球的細胞膜通透性差，或是體內發炎物質增多，同樣都會妨礙血管內皮細胞的功能。就像高速公路車流壅塞，道路結構設計固然值得檢討，但是汽車的流量與用路人不當的駕駛行為也是造成塞車的原因之一。

總之，**當血管內皮細胞發生功能障礙，動脈自然就朝硬化發展了。**

◎日本高血壓患者的現況

接著，讓我們了解一下高血壓如何困擾現今的日本民眾。根據 2015 年調查統計，日本的高血壓患者約 993 萬 7 千人。而厚生勞動省為預防生活習慣病所建立的健康情報網站，更指出當前有 4 千萬國民處於高血壓狀態。換算下來，日本每 10 人就有 1 人是高血壓患者，每 3 人就有 1 人是尚未達到病態的高血壓前期。

日本一年為治療高血壓付出 7907 億日圓的龐大經費，以全國醫療總支出 45 兆日圓計算，高血壓就占了3~4%。讀者們如果對這一過於龐大的金額無感的話，不妨對照國防經費 5 兆日圓、消防經費 2 兆日圓來看。光是治療高血壓的花費，竟然相當於全日本各角落的消防署全年經費的九成，又相當於國防經費的三成之多。統計指出，**高血壓患者一輩子的平均醫療支出，高達 350 萬日圓❷**（約 75 萬新台幣）。

就算癒後出院，醫療支出還會持續攀升

　　同一統計研究更發現，抽菸者的醫療支出還不及高血壓病患。這是為什麼呢？說來無奈，原因竟是「抽菸者死得比較早」。和高血壓患者相比，抽菸者的壽命短，所以醫療花費不及高血壓患者多。而 350 萬日圓還只是尚未出現高血壓合併症的醫療支出，倘若發生心肌梗塞，就會多出 100 到 200 萬日圓不等的醫療花費；萬一發生腦中風，還必須視後遺症的嚴重程度，支出 150 萬到 250 萬日圓不等的花費。一般病患在出院後，得持續往返醫院看診拿藥，醫療支出還會持續往上疊加。

　　以概算來說，高血壓看診一次，花費大約 4 千日圓。藥費則視藥物的不同，每個月從數千日圓到 1 萬日圓不等。以平均每個月求診 1 次的頻率計算，1 年大約

花費 10 萬日圓。重點在於，從口袋掏出這麼一大筆醫藥費，是否真能發揮預防動脈硬化的功效呢？

有些人雖然血壓高，但是完全沒有任何自覺症狀，當他到醫院卻被醫生告知：「高血壓會導致動脈硬化，為了預防這一天的到來，你現在應該吃藥了。」醫生對病人說不吃藥控制血壓，會導致腦中風、心肌梗塞、腎功能惡化，許多人就是在這樣的壓力下開始服用降血壓劑。

◎和過去相比，日本人的血壓已經普遍降低

擁有這麼多高血壓患者的日本，國民的血壓是否真的一年比一年高呢？綜觀這數十年的國民血壓變化，整體的血壓平均值其實是降低的，弔詭的是，高血壓患者卻不減反增❸。

以前的人只要聽到高血壓，就深怕會導致腦梗塞、腦溢血（腦血管障礙）等症狀，這是因為早期的日本常發生出血性腦中風（腦組織內出血）。出血性腦中風起因於高血壓導致腦部微細分支動脈硬化，血管壁破裂出血。

不過如今國民的血壓普遍下降，這類腦溢血的案例也大幅減少。也就是說，極端的高血壓已經比較少見，

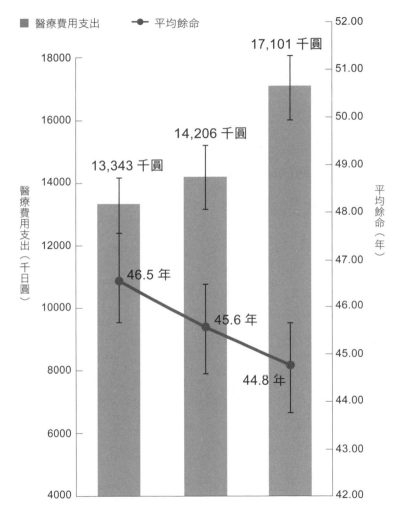

不同血壓級別的平均餘命與醫療費用支出
（40 歲男性）

■ 醫療費用支出　—●— 平均餘命

13,343 千圓

14,206 千圓

17,101 千圓

46.5 年

45.6 年

44.8 年

醫療費用支出（千日圓）

平均餘命（年）

●② 引用自「厚生勞働科学研究費補助金（政策科学総合研究事業（政策科学推進研究事業））総合研究報告書，生活習慣・健診結果が生涯医療費に及ぼす影響に関する研究，研究代表者 辻一郎東北大学大学院医学系研究科公衆衛生学分野・教授」（部分摘錄）

誘發腦部微細動脈硬化的主因減少，有效降低了這類腦溢血的發生率，這必須歸功於國民的血壓普遍下降的成果。國民血壓之所以普遍下降，主要得力於鹽分攝取量比過去減少許多。現在的日本國民每日平均鹽分攝取量為 10 公克多，對比 1950 年代，可以高達每日平均 17 公克。事實上，鹽分攝取量有其地區性差異，統計數據顯示，一部分東北地區甚至高達每日 55 公克❹。早年日本人的鹽分攝取量是現在的 1.7~5 倍之多，吃太鹹與血管疾病有因果相關。

減鹽只是降血壓的手段，卻無助治療疾病本身

食鹽可以做為食物的保存劑，隨著生活型態改變，食物保存技術進步，例如電冰箱普及，醃漬食物的鹽分用量得以減少，鹽分的攝取量自然而然跟著減少。筆者以為，從每日平均攝取 17 公克（實際上更多）減少到 10 公克，對於降低高血壓必定大有幫助，但是**我並不認為持續減鹽至每日 10 公克以下，仍然可以發揮同樣效果，因為「吃太鹹」畢竟只是誘發高血壓及動脈硬化的眾多原因之一罷了。**

特別是醫生經常在診間指導病患限鹽，要民眾控制在一天 6 公克以下，我認為大可沒必要。詳細的理由容我稍後解釋。減鹽無非就是降低血壓的手段之一，只因為大家對於「降低血壓可以減少腦溢血、腦梗塞」

腦中風的種類

	粥狀動脈硬化性腦栓塞	心原性腦栓塞	腔隙性腦梗塞（無症狀性腦梗塞）*
比例	34%	27%	32%
危險因子	•高血壓 •血脂異常 •抽菸 •糖尿病 •大量飲酒	•心臟疾病 （非瓣膜性心房顫動等）	•高血壓
原因	腦部較大動脈發生粥狀斑塊硬化，導致血管狹窄或阻塞	心臟裡的血栓或經流經心臟的血栓阻塞腦動脈	分支微細動脈阻塞
病徵			

* 腔隙性腦梗塞（lacunar infarction），大腦的分支微細動脈堵塞，血液無法到達大腦深部，導致腦細胞壞死所引起。因為腦細胞壞死面積較小，有可能未出現明顯症狀，就是所謂的「無症狀腦梗塞」。若未及時治療，半數以上會出現神經經損害，包括注意力不集中、記憶力衰退、輕度頭痛頭昏、眩暈、反應遲鈍等症。若是多發性腔隙性腦梗塞，將影響腦功能、導致智力衰退、腦血管性失智。

的印象過於根深柢固，所以許多人都有「降低血壓就能夠挽救動脈硬化」的不實幻想。

◎為何血壓降低，高血壓人口卻越來越多？

為何國民的血壓普遍降低，高血壓的病患卻越來越多？這是因為高血壓的判定基準改變了。**過去的血壓基準值以「年齡加上 90」為正常，但是歷年來的正常血壓基準值不斷向下調整，基準值調降的速度快過國民平均血壓的下降速度，導致高血壓病患越來越多。**

這就是為什麼國民的平均血壓普遍降低，高血壓病患卻不減反增的原因。

從圖表❸-2 可以看到，隨著血壓降低，腔隙性腦梗塞與動脈粥狀栓塞腦梗塞的病例也跟著減少，然而跌勢來到中途就打住了，取而代之的是粥狀動脈硬化的比例升高。

腔隙性腦梗塞與動脈粥狀硬化發生的部位不同。發生粥狀硬化的血管比分支微細動脈的血管粗，兩者發生的原因也不一樣。腔隙性腦梗塞的主要原因是高血壓引起的動脈硬化，動脈粥狀硬化則是血管裡沉積的氧化脂質所導致。

國民的血壓普遍下降，動脈粥狀硬化卻加劇，說明了高血壓並非動脈粥狀硬化型腦梗塞的主因。

③-1 國民平均收縮血壓逐年變化圖：1961~2010 年
（依性別、年齡區分）部分摘錄自文獻 25

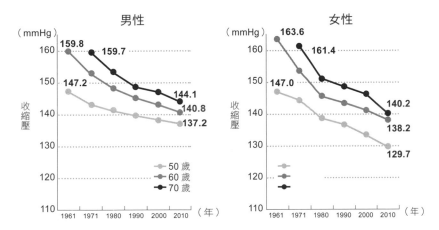

③-2 腦梗塞以及腦出血之不同型別發病率逐年變化圖
1961~2010 年 （依性別、年齡區分）部分摘錄自文獻 11，12

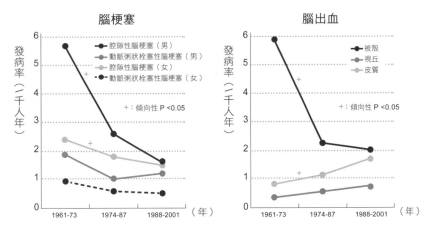

③ 引用自「小久保喜弘 国内外の脳卒中の推移 2017 年 12 月日循予防誌第 52 卷 第 3 号，総説（循環器病予防総説シ‐リズ 3: 記述疫学編 1）」（部分摘錄）

阻止動脈硬化才是真正的治療之本

治療高血壓的目的是為了預防動脈硬化，而不在於降低血壓。降低血壓並非治療的重點，阻止動脈硬化來預防因動脈硬化造成的重大疾病，才是治療的根本。

更明確的說，醫生出手降血壓，是為了減少傷亡人數，倘若服用降血壓藥讓死亡病人增加，那麼服藥治療就變得毫無意義。這道理好比為減少一名死於心肌梗塞的病人，卻因此多了十名因其他原因而喪命的病人，做法實在令人費解。

◎降血壓藥並沒有達到預防大病的效果

接下來，我們要更進一步了解服藥降血壓，對於降低死亡率究竟能發揮多大功效。一項研究以中度高血壓，且未有心血管相關危險因子的民眾為觀察對象，分別追蹤他們服用與不服用降血壓藥，在 15 年當中發生死亡、心血管疾病、心肌梗塞、腦梗塞的比例❺。

該研究對「中度高血壓」的定義是「血壓介於 140/90~160/99」。追蹤觀察對象排除罹患有心血管疾病、左心室肥大（長期高血壓會引起左心室肌肉肥大）、心房顫動（心律不整的一種）、糖尿病、慢性腎臟病，而且必須是未有年輕型心臟病家族遺傳史的

1950 年代日本人的食鹽攝取量

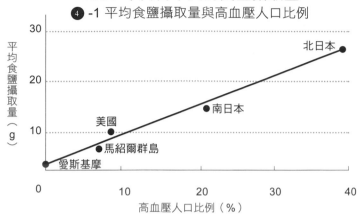

❹-1 平均食鹽攝取量與高血壓人口比例

縱軸：平均食鹽攝取量（g）
橫軸：高血壓人口比例（%）

北日本
南日本
美國
馬紹爾群島
愛斯基摩

❹-2 平均食鹽攝取量與每 10 萬人腦出血死亡率

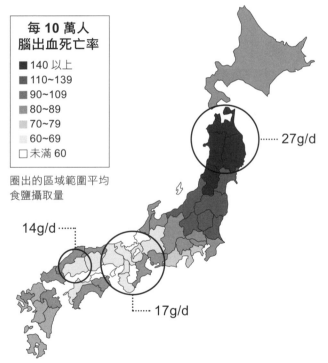

每 10 萬人
腦出血死亡率
■ 140 以上
■ 110~139
■ 90~109
■ 80~89
□ 70~79
□ 60~69
□ 未滿 60

圈出的區域範圍平均
食鹽攝取量

27g/d

14g/d

17g/d

❹引用自 LK Dahl SALT INTAKE AND DEVELOPMENT OF ESSENTIAL
HYPERTENSION International Journal of Epidemiology 2005;34:967-972

（部分摘錄）

人。用藥與不用藥的兩組調查對象，年齡的中間值皆不到 55 歲。以上條件設定，與醫療院所健診時發現血壓稍高的多數人狀況大致符合。該研究的治療組（用藥組）與非治療組（非用藥組）都是 19,143 人。

預防心血管疾病服藥降血壓意義不大

15 年過去，結果如何呢？從總死亡人數來看，治療組為 860 人，非治療組為 781 人。服用降壓藥的死亡率約為 1.1 倍。但是在統計學上，這屬於誤差範圍內，因此並不具意義。

再看罹患心血管疾病的人數。治療組 718 人，非治療組 700 人，治療組為 1.02 倍，不過這也屬於不具統計學意義的誤差。

最叫人在意的，是心肌梗塞的發生率。治療組 276 人，非治療組 279 人，雖是見到服藥的罹病人數比較少，然而這也只不過是 19,143 人當中的極微小比例罷了，在統計學上判定為不具意義的誤差。醫生經常以「放任高血壓不治療，會引發心肌梗塞」威脅病人，但其實放任高血壓不治療，引發心肌梗塞的比例也就如此。

腦中風是令人聞之色變的疾病，許多人為了「不要造成家人負擔」，而預防性的服用降血壓藥物，但是

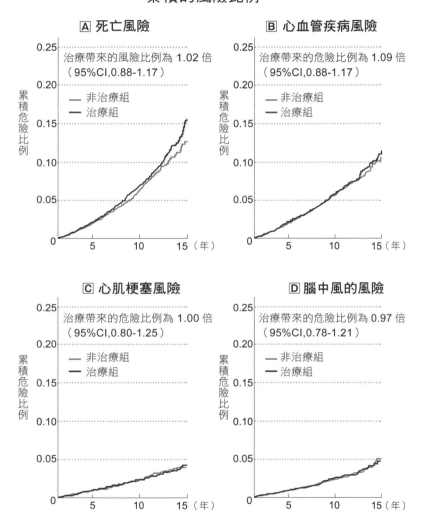

⑤-1 與非治療組相比，高血壓治療組
累積的風險比例

A 死亡風險

治療帶來的風險比例為 1.02 倍
（95%CI,0.88-1.17）

—— 非治療組
—— 治療組

累積危險比例

5　10　15（年）

B 心血管疾病風險

治療帶來的危險比例為 1.09 倍
（95%CI,0.88-1.17）

—— 非治療組
—— 治療組

累積危險比例

5　10　15（年）

C 心肌梗塞風險

治療帶來的危險比例為 1.00 倍
（95%CI,0.80-1.25）

—— 非治療組
—— 治療組

累積危險比例

5　10　15（年）

D 腦中風的風險

治療帶來的危險比例為 0.97 倍
（95%CI,0.78-1.21）

—— 非治療組
—— 治療組

累積危險比例

5　10　15（年）

治療組腦中風者 292 人、非治療組 285 人，仍然以治療組人數較高，儘管這也是不具統計學意義的誤差。

從以上的追蹤統計結果，我們至少可以確知，中等程度高血壓且罹患心血管疾病風險低的民眾，為預防疾病而服用降血壓藥，其實並未見到預期的效果。

◎恐怖的藥物副作用：引發腎功能障礙

對高血壓用藥與不用藥，效果可說是平分秋色。接下來，我們要反過來檢討藥物的副作用影響（請參照圖表❺-2）。

血壓過低者，治療組為 268 人，非治療組為 161 人，這已經是統計學上的「顯著性差異」，屬於有意義的差別了。其實這結果是可以預期的，因為倘若未見「顯著性差異」，那就表示降血壓藥根本起不了作用。

再看暈厥的人數，治療組 609 人，非治療組 473 人，治療組的發生率明顯高出許多。雖然非服藥組也有暈厥的案例，但是服藥組的暈厥人數更多。

緩脈、心搏變慢者，治療組有 103 人，非治療組為 76 人，不過和統計的總人數相比案例偏少，所以不具有統計學上的意義。

跌倒者，治療組 45 人，非治療組 39 人，同樣不具有統計學上的意義。

⑤-2 與非治療組相較，高血壓治療組累積的危險程度比

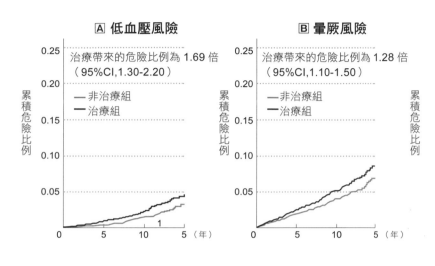

Ⓐ 低血壓風險

治療帶來的危險比例為 1.69 倍
（95%CI,1.30-2.20）

━ 非治療組
━ 治療組

Ⓑ 暈厥風險

治療帶來的危險比例為 1.28 倍
（95%CI,1.10-1.50）

━ 非治療組
━ 治療組

累積危險比例

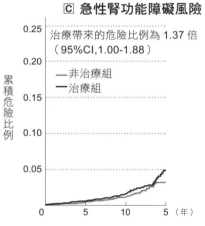

Ⓒ 急性腎功能障礙風險

治療帶來的危險比例為 1.37 倍
（95%CI,1.00-1.88）

━ 非治療組
━ 治療組

累積危險比例

[5] 引 用 自 James P. Sheppard et al. Benefits and Harms of Antihypertensive Treatment in Low-Risk Patients With Mild Hypertension JAMA Intern Med. doi:10.1001/jamainternmed.2018.4684 （部分摘錄）

急性腎功能障礙方面，治療組 194 人，非治療組 144 人，這是統計學上承認的「顯著性差異」。**醫藥界常宣導：想要保護腎臟，就必須降低血壓，事實卻是「服用降血壓藥反而引發腎功能障礙」。**

由以上追蹤統計結果可知，**服用降血壓藥非但沒有好處，還會提高血壓過低、暈厥、腎臟功能障礙的風險，徒然招致更多害處。**

高血壓的可怕不敵降壓藥的副作用

民眾每個月為了看門診拿處方箋，得先掏出 4 千日圓，再花 4 千日圓的藥錢，加總起來，平均每名患者每年就要貢獻給醫藥界 10 萬日圓。**中等程度的高血壓民眾儘管花錢吃藥，卻無法預防心肌梗塞、腦梗塞的風險，死亡人數也沒有因為服藥治療而減少，倒是出現許多吃藥後的副作用。**目前國內因高血壓服藥的人群，多數都符合上述研究取樣的條件，也就是說，這一研究的結果可以充分反映現實狀況。

該研究事實告訴我們，高血壓很可怕，所以服用降壓藥來治療高血壓，事實上無助於降低我們所害怕的後果發生。

◎改善生活習慣才是降血壓關鍵

儘管如此，高血壓確實是一種疾病。前面說明輕度到中度的高血壓，即使服用降血壓藥，對預防大病也未見效果。然而，如果任其發展，高血壓病人的死亡率會高出沒有高血壓問題的人。也就是說，我們需要藥物以外的方法來治療高血壓。那麼，該如何做才好呢？

大家聽過「病識感」嗎？「病識感」就是「認知到自己有病在身」。健診的時候，我問民眾是否身患疾病，或是有沒有老毛病呀？有的人答說，「我有在吃降血壓藥，不過本身沒什麼毛病。」這就是缺乏「病識感」，並不覺得自己已經生病了。巧合的是，在筆者印象中，愈是容易罹患高血壓合併症的民眾，愈是缺乏病識感。

有病識感不吃藥的人反而能降血壓

某研究調查顯示，「病識感的有無」以及「是否服用藥物」，會表現在血壓的差異上❻。

具有病識感但是不吃藥的人，會比服藥的人更積極改善生活習慣，不但有效降低血壓，而且效果比服藥者更顯著。相反的，無病識感卻因此服藥的人，生活習慣卻趨於惡化，這是什麼道理呢？想必是病人抱著

「生病只要吃藥治療就萬事大吉」的心態，而變得有恃無恐。這樣的心態形同「擺爛」，所以吃了藥卻沒有解決任何問題（結論就是，缺乏病識感的人會比具有病識感的人血壓高）。

以上的統計比較，說明了**是否服藥降血壓，並不影響會否罹患高血壓合併症的結果。**筆者會在稍後說明，**改善生活習慣有效降血壓，確實能夠降低罹患心血管疾病與腦梗塞的風險。**

至於服藥卻不改善生活習慣，除了承受藥物副作用的風險外，並沒有得到絲毫的幫助，還得為此每年多掏出 10 萬日圓的醫藥支出。

研究同時顯示，光只是服藥控制血壓，血壓反而變得更加難以控制。

當然，民眾也可以選擇一面服藥降血壓，一面改善生活習慣，當血壓降到正常值，就不再用藥。有些時候，動脈硬化的風險升高，狀況明顯不利，確實有必要暫時使用藥物，好讓血壓降下來。比方說，血壓經常在 160/100 以上，身患糖尿病、抽菸、高度肥胖、有狹心症等，這類人的危險高，除了改善生活習慣，也要配合暫時用藥，早日讓血壓降下來較好。

◎擔心病人變少的日本醫療體制

讀者是否感到奇怪：醫生為何要勸病人服用沒有效果的藥物呢？會演變成如今的怪象，要怪就怪我們的醫療體制，因為現行的醫療體制被設計成「必須依賴民眾生病來維持醫藥界生計」的模式。

日本的醫療體制並非以「解救病苦，降低罹病人口」為念。國家的醫療制度設計與醫療機關的經營規劃都是建立在「讓慢性病患持續上醫院」的前提。

遺憾的是，許多人就是在這樣的既有體制下討生活。這一體制的形成究竟是政府無能，還是醫藥業界存心不良，想要追討罪魁禍首，猶如去探究「先有雞還是先有蛋」的難題，意義並不大。

正如同客人不上門，店家就要倒閉，醫療從業者如果少了慢性病人不斷按時報到，自己很可能就得面臨生活無以為繼的窘境了。尤其現在集團化的醫療體系，組織規模不斷膨脹，為了延續經營命脈，往往不得不鋌而走險，這從越來越層出不窮的醫療事件與醜聞中已經可以說明。

只為了解除症狀卻要吃一輩子的藥

暫且不說多數醫者是否意識到制度問題的嚴重性，醫者光是變成「只要解除病人症狀，但是不想把病治

好」的心態就十分可議。病治不好，又無法解除症狀，那麼病人勢必不會願意上醫院找醫生，所以醫生還是得對付一下症狀才行。當醫生把疾病歸因於無能為力的遺傳因素，一心認定「慢性病反正好不了」，那麼病人就只能理所當然地吃一輩子藥。

　　近年來，科學家找出了各式各樣導致疾病的遺傳基因異常，然而解決疾病的重點並不在於此。因為遺傳基因異常並不等同於生病。舉例來說，高血壓近幾年有下降的趨勢，糖尿病人口卻在不斷增加當中。科學家不負眾望地找到容易罹患糖尿病的遺傳基因，但是早在70年前，平均每1千人只有1人罹患糖尿病，如今卻號稱每10人就有1人疑似糖尿病。相同的遺傳基因，罹病比例卻今昔大不相同，我們只能合理推論，這是生活環境的因素使然。關於這一點，稍後我會詳細引用研究統計數據佐證我的推論，證明多數時候遺傳基因的影響只是致病的一小部分罷了。

　　或許還有人會懷疑：醫生真的存心不想把我的病治好嗎？那麼，筆者請問你，吃藥有治好你的慢性病嗎？很多時候，病其實沒有治好，但是醫生會告訴你說，症狀被抑制下來了，或是藥物降低了合併症的發病率、病情得以減緩等等。

原發性高血壓也是如此。由於原因不明,所以沒有治療方法,只能針對症狀加以處置。就像前面說明的,降血壓藥並無法預防動脈硬化,治療的目的如果只是為了降低血壓,那就如同下圖,**不去關掉汩汩出水的水龍頭,卻只關注從水槽不斷溢流到地板的水,而拚了命的拖地板,這正是現代醫學的主流做法。**

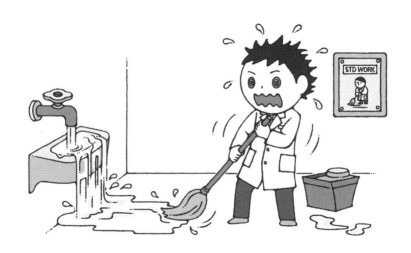

第 2 章

引發高血壓的
真正原因

◎高血壓其實並沒有你想像的可怕

常聽人說高血壓很可怕，各位是否想過，和肥胖或一般健檢的其他項目相比，高血壓有多可怕呢？

以下是一項日本的研究，結果十分耐人尋味。這項研究是以健檢報告為基礎數據，長期追蹤 11 年的分析比較結果❼。民眾接受健檢後，因被提醒「血壓高」、「膽固醇高」，而開始定期上門診報到，按時領藥，不間斷服藥，卻少有因為肥胖或是肝指數偏高，而開始接受治療的。

醫療人員往往以「血壓或膽固醇過高會引發動脈硬化，要當心腦中風或心肌梗塞」來威脅民眾。看看實際統計數據吧！血壓高的人罹患心血管疾病的風險，的確比血壓正常者高出 1.97 倍，不過總膽固醇 240mg/dL 以上者，風險只是 160mg/dL 以下者的 1.01 倍；三酸甘油脂 300mg/dL 以上者，風險只是 100mg/dL 以下者的 1.17 倍，皆落在統計學上的誤差範圍內，並不屬於有意義的「顯著性差異」。

再看看血壓和膽固醇以外的數據。肝指數 GOT（又稱 AST）在 50 IU/L 以上者，風險是 20 IU/L 以下者的 1.85 倍；γ‑GPT 指數與酒精有密切的因果關係，γ‑GPT50 IU/L 以上者的風險，是 20 IU/L 以下者的 1.88 倍。

又以隨機血糖為例，偏高者（140~199mg/dL）的風險是正常者的 1.60 倍；200mg/dL 以上者，風險更高達 2.50 倍。

肌酸酐（creatinine）是臨床上最常用的腎功能指標，肌酸酐 1mg/dL 以上者，風險是 1mg/dL 以下者的 2.23 倍。

同樣都可能引發心血管疾病，高血壓卻受關注

如此看來，血壓高確實會伴隨更高的心血管疾病風險，但是膽固醇似乎就沒有太大關係。肝功能障礙其實也很可怕，卻不如高血壓問題這麼受到重視，發現肝指數上升，醫生通常只會勸告病人少喝酒。而和肝功能的重要性不相上下的腎功能，指數一旦升高，罹患心血管疾病的風險同樣隨之上升。至於血糖，空腹值超過 200mg/dL 者，罹患心血管疾病的風險更大於高血壓者。

除了心血管疾病的風險，我們也關心總死亡的風險。

高血壓的總死亡風險是 1.18 倍，和最佳血壓的總死亡風險相比，在誤差範圍內，並未達到統計學上的「顯著性差異」。而總膽固醇的死亡風險 0.72 倍則為「顯著性差異」，說明數值高的人死亡概率較低。

●健檢結果與死亡風險之相關性：

大崎國民保險世代研究（cohort study）11 年追蹤結果

		性別 年齡別之風險比例 Hazard Ratio *（95% 信賴區間）		
		總死亡	心血管疾病	癌症
血壓	最佳血壓 正常血壓 正常偏高血壓 高血壓	1 0.80（0.63-1.01） 1.00（0.82-1.23） 1.18（0.98-1.41）	1 0.86（0.50-1.49） 1.27（0.80-2.02） 1.97（1.30-2.97）	1 0.88（0.62-1.24） 0.93（0.69-1.27） 0.96（0.72-1.26）
肌肝酸	<0.60 mg/dL 0.60-0.69 mg/dL 0.70-0.99 mg/dL ≧ 1 mg/dL	1 0.93（0.77-1.12） 1.06（0.88-1.29） 1.36（1.03-1.79）	1 1.03（0.72-1.49） 1.52（1.06-2.19） 2.23（1.33-3.72）	1 0.74（0.55-1.00） 0.86（0.63-1.16） 0.68（0.42-1.11）
隨機血糖	<110 mg/dL 110-139 mg/dL 140-199 mg/dL ≧ 200 mg/dL	1 1.13（0.98-1.29） 1.25（1.02-1.53） 1.86（1.38-2.52）	1 1.13（0.87-1.47） 1.60（1.11-2.30） 2.50（1.47-4.23）	1 1.06（0.86-1.32） 1.06（0.75-1.48） 1.07（0.59-1.96）
總膽固醇	<160 mg/dL 160-199 mg/dL 200-239 mg/dL ≧ 240 mg/dL	1 0.66（0.56-0.79） 0.67（0.56-0.80） 0.72（0.58-0.90）	1 0.89（0.61-1.30） 0.93（0.64-1.37） 1.01（0.64-	1

高血壓：收縮壓 140mmHg 以上，或舒張壓 90 mmHg 以上，或正在服用降血壓劑。

正常偏高血壓：收縮壓 130mmHg 以上，或舒張壓 85 mmHg 以上。

正常血壓：收縮壓 120mmHg 以上，或舒張壓 80 mmHg 以上，而未達到最佳血壓。

最佳血壓：收縮壓未達 120mmHg，且舒張壓未達 80 mmHg。

		性別 年齡別之風險比例 Hazard Ratio *（95% 信賴區間）		
		總死亡	心血管疾病	癌症
三酸甘油脂	< 100 mg/dL 100-149 mg/dL 150-299 mg/dL ≥ 300 mg/dL	1 1.06（0.93-1.22） 0.93（0.80-1.08） 1.23（0.93-1.63）	1 0.97（0.74-1.27） 0.96（0.72-1.27） 1.17（0.66-2.07）	1 1.25（1.01-1.55） 1.02（0.81-1.29） 0.90（0.54-1.50）
GOT	< 20 IU /L 20-24 IU /L 25-49 IU /L ≥ 50 IU /L	1 0.85（0.72-1.00） 0.92（0.78-1.08） 2.61（2.04-3.33）	1 1.12（0.81-1.55） 1.30（0.75-1.42） 1.85（1.04-3.29）	1 0.77（0.58-1.01） 0.92（0.72-1.19） 2.86（1.98-4.13）
GPT	< 20 IU /L 20-24 IU /L 25-49 IU /L ≥ 50 IU /L	1 0.88（0.75-1.04） 1.14（0.98-1.33） 2.03（1.61-2.57）	1 1.01（0.75-1.36） 1.16（0.86-1.56） 1.21（0.67-2.18）	1 0.99（0.77-1.27） 1.16（0.91-1.47） 2.39（1.69-3.37）
γ-GPT	<20 IU / L 20-24 IU /L 25-49 IU /L ≥ 50 IU /L	1 1.10（0.92-1.33） 1.14（0.98-1.33） 1.74（1.46-2.08）	1 1.22（0.86-1.74） 1.38（1.04-1.84） 1.88（1.31-2.68）	1 1.06（0.98-1.33） 1.10（0.87-1.40） 1.76（1.35-2.30）

❼ 引用自「厚生勞働科学研究費補助金（政策科学総合研究事業（政策科学推進研究事業）総合研究報告書 生活習慣 健診結果が生涯医療費に及ぽす影響に関する研究 研究代表者 辻一郎東北大学大学院医学系研究科公衆衛生学分野 教授」（部分摘錄）

*Hazard Ratio，兩個風險率的比值，為單位時間內發生的事件數占被試總體的百分比。

肝臟 GOT 的死亡風險是 2.61 倍，GPT 是 2.03 倍，γ - GPT 是 1.74 倍。腎臟的肌酸酐死亡風險則為 1.36 倍。血糖 140~199mg/dL 為 1.25 倍，200mg/dL 以上為 1.86 倍。

現在，你是不是也打算找出自己的健檢報告來對照一番呢？

醫生只關注有治療藥物的血壓、膽固醇和血糖

醫生或許會威脅你說，高血壓、高膽固醇、高血糖很危險，然而，比起這三者超標更危險的項目所在多有，特別是肝臟與腎臟的指數異常更必須重視，醫生卻只是輕描淡寫。這是因為肝臟的指數即使稍高，醫生也沒有治療藥物，只能叮嚀你「少喝酒」「吃清淡一點」，但是血壓、膽固醇、血糖一旦超標，醫生就可以開藥，讓你按時上門診報到。這就是醫生不厭其煩，緊扣血壓、膽固醇、血糖作文章的緣故。

本書第一章已經出具研究結果，說明服用降血壓藥會引發腎功能障礙，一旦因此影響腎功能，那將是比高血壓更糟糕的後果。

最後來看罹患癌症的風險。高血壓的罹癌風險是 0.96 倍，未達到「顯著性差異」；總膽固醇是 0.56 倍，GOT 為 2.86 倍，GPT 為 2.39 倍，γ - GPT 是 1.76 倍，皆屬於「顯著性差異」。肌酸酐的 0.68 倍則屬於誤差範圍。

由以上可知，肝指數偏高是多麼危險的信號，因為肝功能發生障礙會導致動脈硬化、新陳代謝症候群，繼而發展為全身慢性發炎。本書第三章將討論慢性發炎，它的危害可是比高血壓問題嚴重多了。當一個人有高血壓，又出現肝指數異常，卻唯獨關心降血壓，放任肝指數異常而不作為，豈不是愚昧至極。

上述研究為我們證明確實有其他比血壓更值得關注的健檢項目，至於總膽固醇稍微偏高，其實並不構成問題。可惜的是，該研究並未關注俗稱「壞膽固醇」的低密度膽固醇（Low density lipoprotein-Cholesterol; 低密度脂蛋－膽固醇，簡稱 LDL）。LDL 被指為動脈硬化的元凶，這也是虛實參半的說法，不可盡信。筆者同樣會在稍後加以說明。

◎肥胖者罹患心臟病是常人的 1.7 倍

接下來是有關體重的研究。說起體重，就得看 BMI 這一數值了。一個人的體重（公斤）除以身高（公尺）的平方，可以得出 BMI 值。BMI 值以 22 為理想，25 以上屬於肥胖，19 以下則偏瘦。以體重 50 公斤、身高 160 公分的人換算，BMI 是 50÷（1.6×1.6）=19.5。可以據此判斷這人屬於比較苗

條的身材。如果是體重 70 公斤、身高 160 公分的人，換算得出 BMI 是 27.3，則表示此人已經屬肥胖程度。

BMI 數值也和心血管疾病有關

以下研究分別計算男、女性的數據❽❾。 男性方面，如果以 BMI 23~25 的罹病風險為 1，那麼 BMI 30 以上者，罹患心臟病的風險是 1.71 倍，BMI 不滿 19 的死亡率是 1.45 倍；BMI 30 以上，罹患腦血管疾病的風險是 1.64 倍，BMI 不滿 19 的死亡率是 1.53 倍；BMI 30 以上的總死亡率是 1.36 倍，BMI 不滿 19 的死亡率是 1.78 倍。BMI 30 以上的罹癌率是 1.20 倍，屬於統計學上的誤差範圍，BMI 不滿 19 的死亡率則是 1.44 倍。

從右頁圖表可知，男性的 BMI 在 25~27 之間最長壽，女性的 BMI 則是在 21~27 之間最長壽。

根據這一研究數據可知，高血壓對 BMI 30 以上的肥胖者威脅更大。 雖然肥胖族群當中也包含高血壓患者，但是 BMI 過低（太瘦）同樣也是威脅健康的風險因素。

一直以來的研究結果都指出，高血壓是提高心腦血管疾病風險的健康殺手，然而中等程度的高血壓，即使服用降血壓藥也無法見到具有統計學意義的改善功效。

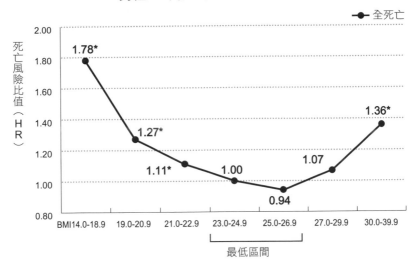

⑧ BMI 與死亡風險比值

男性 16 萬人（平均追蹤 11 年）

死亡風險比值（HR）

● 全死亡

2.00
1.80
1.60
1.40
1.20
1.00
0.80

1.78*
1.27*
1.11*
1.00
0.94
1.07
1.36*

BMI14.0-18.9　19.0-20.9　21.0-22.9　23.0-24.9　25.0-26.9　27.0-29.9　30.0-39.9

最低區間

女性 19 萬人（平成 13 年追蹤結果）

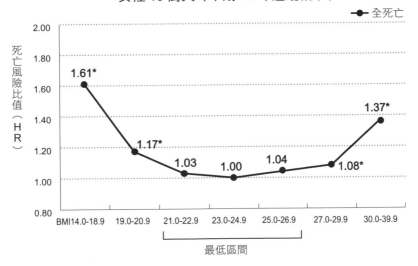

死亡風險比值（HR）

● 全死亡

2.00
1.80
1.60
1.40
1.20
1.00
0.80

1.61*
1.17*
1.03
1.00
1.04
1.08*
1.37*

BMI14.0-18.9　19.0-20.9　21.0-22.9　23.0-24.9　25.0-26.9　27.0-29.9　30.0-39.9

最低區間

⑧引用自 Shizuka Sasazuk et al.Body Mass Index and Mortality From All Causes and Major Causes in Japanse:Results of a Pooled Analysis of 7 Large-Scale Cohort Studies J Epidemio 2011;21（6）:417-430（部分摘錄）

❾ BMI 與死亡風險比值

癌症、心臟疾病、腦血管疾病死亡 & 其他
男性 16 萬人（平均追蹤 11 年）

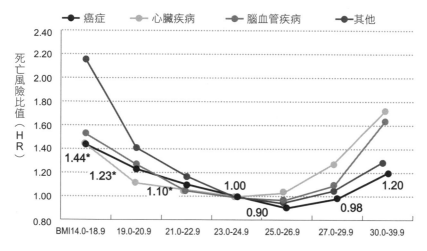

女性 19 萬人（平成 13 年追蹤結果）

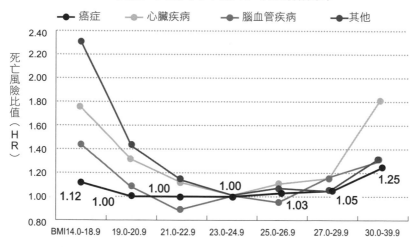

❾引用自 https://epi.ncc.go.jp/can_prev/evaluation/2830.html（部分摘錄）

高血壓會加重血管負擔，提高腦梗塞、腦出血、狹心症、心肌梗塞的發病率，而動脈硬化則被視為發病的主因。問題是，**即使服用降壓藥把血壓降下來，也無助於預防動脈硬化。**

究竟動脈硬化和高血壓是如何發生？以下我將繼續說明。

◎動脈硬化和高血壓的幕後黑手

吸菸當下就開始影響血壓

首先是吸菸。吞雲吐霧會導致血壓上升，吸菸不僅止於危害肺部，而是造成全身性的傷害。國外的香菸包裝上，印有肺氣腫的發黑肺臟，或是心肌梗塞壞死的心臟照片，畫面看起來怵目驚心。但是也有人反駁說，「我爺爺他老人家愛吸菸，可是依舊健健康康、長命百歲呀！」沒錯，認為吸菸其實無傷大雅的人比想像中多。

究竟吸菸的危害有多大，以下兩筆研究數據可做為參考。首先是 1950~1960 年代的研究。從這個年代的研究數據可知，當時普遍認為吸菸對健康的危害非常低。

早期研究認為吸菸對健康危害有限

這次研究統整了 1957 年至 1967 年間,美國、歐洲、日本三地的數據,以每日吸菸的數量為區分,共計 12,763 人,追蹤 25 年的結果❿。

本研究只針對男性,從總死亡來看,戒菸 10 年以上者與非吸菸者沒有差別,而一天吸菸不足 4 支者,和非吸菸者之間並不存在有統計學上的差異。

心血管疾病方面,即使只戒菸 1 年內,和非吸菸者沒有差別;而一天吸菸不足 9 支者,和非吸菸者之間也不存在統計學上的差異。

再看肺癌,只要戒菸 1 年以上,和非吸菸者就已經沒有差別,至於一天吸菸不足 4 支者,與非吸菸者之間也無差異。

肺癌以外的其他癌症,只要戒菸 1 年以上,和非吸菸者就沒有差別,不過,一旦吸菸,哪怕只吸 1 支菸,罹癌風險都會立刻上升。當吸菸超過 20 支,差異就明顯拉大了。

慢性阻塞性肺炎是泛指包含肺氣腫、慢性支氣管炎在內的肺部發炎疾病,常見為吸菸或空氣汙染所引起。必須戒菸 10 年以上,方能夠拉近和非吸菸者的風險差異。一天吸菸不足 4 支者,則風險等同非吸菸者。

如此看來，除了肺癌以外的其他疾病，只要一天吸菸不足 4 支，似乎都可以安全過關，這或許就是「吸菸並非十惡不赦」的證據由來。不過，如此好光景也只持續到 1990 年代初期。

後期研驚覺吸菸和現代疾病大有關係

接下來介紹的第二件研究（請參照第 57 頁圖表），是 1997 年到 2009 年、追蹤美國 329,035 人、平均 8.2 年的數據結果。這次研究分別囊括了男女雙方的統計數據⓫。

根據該研究結果，包括腦血管疾病的發病率在內，戒菸者都偏高，並且屬於統計學上的「顯著性差異」。不僅如此，哪怕只吸 1 支菸，腦血管疾病的發病風險就已經達到「顯著性差異」。吸菸者的發病率當然比從不吸菸的人高，而且吸菸支數越多，危險性也隨之升高。值得注意的是，在這次研究當中，完全看不到先前的「哈 1 根菸沒啥大不了」的數據結果。

我們該如何解讀這兩筆研究數據的差異呢？數據的採樣方法固然有不同，但是也不能排除其他的要素，包括「取樣的地點」與「時代背景」。第一篇文獻的數據來自美國、歐洲與日本，第二篇則僅限於

美國。不同區域的香菸品質可能不同，大氣汙染的因素也必須考慮在內。現在的香菸比 60 年代多了更多添加物，讓人不得不懷疑其中的危害更大。此外，無關乎吸菸的健康條件也必須納入考慮。比起 1950 或 60 年代，千禧年以後的生活習慣病（例如肥胖、糖尿病）人口都在持續成長。

這兩篇研究告訴我們，身處現代環境之中，哪怕僅只是吸 1 支菸，罹患各種惡疾的風險都會升高。

戒菸降血壓的效果比血壓藥更有用

吸菸有提升血壓的作用，這是因為吸菸會引發血管收縮，造成暫時性的血壓上升。而就在同時，血管的內皮細胞也正發生功能障礙。久而久之，即使是不吸菸的時候，已經受損的血管調節能力變差，血壓動不動升高。至於所謂的「加熱式菸品 *」，有研究顯示它同樣會釋出導致血管內皮細胞功能障礙的有毒物質[12]。

---

* 加熱式菸品俗稱「加熱菸」，是透過電子加熱器加熱菸草柱，使其產生菸霧，揮發釋出尼古丁。傳統紙菸的燃燒溫度必須高於 600℃，才能夠釋出尼古丁煙霧，加熱菸則只需 350℃。雖號稱以較低溫方式降低燃燒過程中產生的有害化學物質，但有研究顯示，加熱菸釋出焦油較少，卻產生更多亞硝胺、乙醛、丙烯醛、甲醛等，產生的氣霧含有 62 種有毒化學物質。台灣目前禁止使用加熱菸。

⑪ **吸菸程度與死亡風險相關（非吸菸者設定為1）**

| | | 死亡風險比值（95%信賴區間） | | | | | | |
| | | 平均每日吸菸支數 | | | | | | |
	不吸菸者	過去吸菸者	1-2.5 支	3-5 支	6-10 支	11-20 支	21-30 支	> 30 支
全死因	1	1.36 （1.32-1.40）	1.88 （1.68-2.10）	1.96 （1.79-2.13）	2.04 （1.91-2.16）	2.25 （2.14-2.36）	2.70 （2.48-2.94）	3.49 （3.21-3.80）
癌症	1	1.73 （1.64-1.84）	2.75 （1.82-2.84）	2.75 （2.32-3.25）	2.59 （2.31-2.91）	3.50 （3.22-3.81）	4.38 （3.79-5.05）	5.68 （4.91-6.58）
心血管疾病	1	1.23 （1.16-1.30）	1.88 （1.53-2.30）	1.93 （1.60-2.31）	2.33 （2.02-2.68）	2.39 （2 .16-2.64）	3.16 （2.65-3.75）	3.59 （3.01-4.29）
心臟疾病	1	1.29 （1.21-1.37）	1.76 （1.38-2.24）	1.86 （1.53-2.26）	2.47 （2.10-2.91）	2.53 （2.26-2.83）	3.53 （2.91-4.27）	3.94 （3.26-4.75）
腦血管疾病	1	1.07 （0.95-1.20）	2.43 （1.57-3.77）	2.26 （1.51-3.39）	2.02 （1.57-2.59）	1.94 （1.56-2.42）	1.92 （1.26-2.94）	2.39 （1.48-3.88）
呼吸器官疾病	1	6.66 （5.66-7.84）	9.91 （6.17-15.93）	12.66 （9.56-16.77）	15.32 （12.22-19.22）	16.57 （13.53-20.429）	21.10 （15.33-29.04）	35.11 （26.10-47.23）

⑪ 引用自 Wen Qin et al. Light Cigar ette Smoking Increases Risk of All-Cause and Cause-Specific Mortality : Findings from the NHIS Cohort Study Int. J. Environ. Res. Public Health 2020,17,5122 （部分摘錄）

只不過是吸幾根菸，風險就幾乎等同於罹患高血壓，所以透過戒菸降低發病風險，效果遠勝於服用降血壓藥。

這麼一來，害怕高血壓卻仍然繼續吸菸的行為，就真的令人匪夷所思；好比害怕蟑螂，卻在家中放養蠍子，豈不是很矛盾。

筆者認為吸菸與否是個人的自由選擇，但如果不想要心肌梗塞、腦中風、罹患癌症，還是早日戒菸以策安全呀。

空汙造成的死亡威脅更值得重視

在此容我稍微岔題，筆者嘗試搜尋從吸菸連結到大氣汙染與動脈硬化的相關文獻，果然有所收穫。由肺部吸入的有害物質會刺激大腦，造成系統間的交互作用，誘發血壓上升，引起血管發炎，連帶導致肺部發炎。

根據 World Heart Federation（世界心臟聯盟）的試算，29% 的肺癌、24% 的腦血管疾病、25% 的心臟疾病、43% 的呼吸器官疾病所導致的死亡，都與大氣汙染有關[13]。

我們當然無法將這些疾病的死亡完全歸因於單一因素，只能說可能有一定比例的影響。比起高血壓，

隱形殺手

大氣汙染有時看不見，卻仍然要你命

29%
OF DEATHS FROM
LUNG CANCER
肺癌死亡

24%
OF DEATHS FROM
STROKE
腦梗塞死亡

25%
OF DEATHS FROM
HEAT DISEASE
心臟疾病死亡

43%
OF DEATHS FROM
LUNG DISEASE
肺病死亡

⑮引用自 https://world-heart-fedration. Org/news/air-pollution-and-cardiovascular-disease-a-window-of-opportunity/ （部分摘錄）

很多難以掌控的死亡威脅因素其實更叫人無法招架。

WHO（世界衛生組織）公布，全球每年因為大氣汙染死亡的人口高達 420 萬人，遺憾的是，WHO 未能夠大刀闊斧的深入檢討大型產業，只是教人把燒柴煮飯改為瓦斯做飯之類。基本上可以確知的是，在都市生活大多會血壓升高。

噪音刺激交感神經提升血壓

噪音與高血壓、心血管疾病也脫不了關係[14]。

一講到噪音，我們的腦海中自然浮現工廠周邊、施工現場、馬路四周、機場、基地等大型標的，但其實一般住家當中也充斥著噪音。電視、音響、冷氣等，都可能發出噪音。

而人為的聲音與大自然的聲音，即使分貝相同，對人體的影響卻不一樣。樹葉窸窣的摩擦聲、潺潺的流水聲、鳥兒的啁啾聲，都能提升人體副交感神經的功能。而處在人為的聲音環境裡，大腦的活力會降低，這是因為噪音令人難以充分發揮能力[15]。

自然音能提升副交感神經降低血壓

人體的「自律神經」由「交感神經」與「副交感神經」構成，情緒緊張的時候，「交感神經」居於主導地位；身心放鬆的時候，「副交感神經」轉而掌握主導優勢。「交感神經」與「副交感神經」的作用力猶

⑭環境噪音對健康的影響

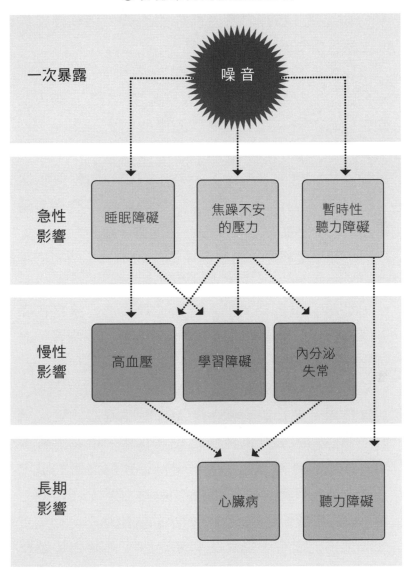

⑭引用自 Hammer MS, Swinburn TK, Neitzel RL. 2014. Environmental noise pollution in the United States : developing an effective public health response. Environ Health Perspect 122: 115-119 （部分摘錄）

如蹺蹺板的兩端，當一端升起時，另一端就會降下來。血壓受「自律神經」的作用影響，交感神經提升血壓，副交感神經降低血壓。

傾聽大自然的聲音能強化副交感神經，使血壓下降，而如果身處都會區的公園，耳邊同時充斥著人為噪音與自然音，哪一方會居於優勢呢？答案是「自然音的效果會強過人為噪音」，因此可以增進副交感神經的作用。還有研究發現，只是經由雷射唱盤（CD）聽取自然音，同樣有助於降血壓。有高血壓困擾的人，不妨刻意接觸大自然的聲音⓰。

另一種日常噪音來自移動中的交通工具，例如搭乘電車、飛機時，交通工具發出的聲音，也都屬於噪音。如果必須長時間搭乘交通工具，被迫暴露在噪音傷害中時，建議不妨利用耳塞等工具阻隔噪音，盡可能降低噪音對身體的傷害。

某些類型的耳機雖然有「抗噪」功能，不過「抗噪」其實是用音頻抵銷音頻，反而會對聽覺造成更大負擔。筆者個人偏好的做法是先塞耳塞，再戴上骨傳導式耳機。骨傳導式耳機儘管可以監聽周遭的環境音，但是必須調到更大的輸出功率才能夠分辨清楚，如果與耳塞並用，即使調到較小的輸出功率，仍然可以清楚辨別聲音，讓耳朵享受清靜。此時如果聽聽

帶有自然音的音樂，會是更理想的選擇。

電磁波會刺激人體釋出壓力荷爾蒙

電磁波有刺激血壓上升的作用，有一說認為，越來越多現代人罹患心肌梗塞、狹心症等心血管疾病，與生活環境中充斥的電磁波不無關係[17]。隨著智慧手機進化到 5G 通訊，可以預料到電磁波對人體的不良影響還會日益加劇。WIFI 的傷害同樣無所不在[18]，當我們無意間一個回神，才猛然驚覺不知何時，生活已經從「有線」變「無線」，電腦、平板、智慧型手機樣樣都必須連結 WIFI，WIFI 的路由器時時刻刻在發送電波，而接收的一方也在不斷送出電波，電波傳送越密集，問題就越大。

有研究文獻指出，電磁波除了影響血壓，其形成的強大電磁波環境還會刺激人體釋出更多壓力荷爾蒙[19]。甚至有研究發現，電磁波會誘發皮膚問題[20]。

電磁波無聲無息難以覺察

電磁波不只影響了我們的自律神經系統與內分泌系統，也對情緒造成不良影響[21]。

雖說每個人受電磁波干擾的程度不一，但是仍無法完全排除電磁波在我們不自覺中影響著情緒的起伏。最近，你是否感到莫名焦躁、坐立難安？這或許正

是電磁波作祟也未可知，畢竟電磁波的影響無聲無息，難以覺察。

以下內容暫且稍微偏離高血壓的主題。請問大家聽說過「電子霧霾」嗎？現代生活環境裡，原本已經充斥各種電磁波（電視、廣播、無線電），電磁波正團團圍繞你我周遭，如今再加上「人手一機」的手機和 WIFI 的天羅地網，就如同大氣汙染的霧霾那般，讓我們也置身在電磁波形成的「電子霧霾」之中，也難怪無線基地台周圍居民抱怨倦怠、頭痛、噁心反胃、食慾低下、憂鬱症狀的案例層出不窮。

在少有大氣汙染、噪音、電磁波的年代，同樣是吸菸，對身體的傷害程度卻可能不一樣。筆者推敲，這或許就是前述兩篇吸菸相關論文的結論之所以大相逕庭的主要原因。「我爺爺他老人家愛吸菸，可是依舊健健康康、長命百歲呀！」這樣的好事，如今或許已經不可得了。

◎膽固醇與動脈硬化的關係

接下來說明膽固醇與動脈硬化的關聯性。血管內皮細胞發生功能障礙，引發血壓上升的同時，血管內也往往容易堆積脂質。常聽人說「膽固醇一高，就容易

㉑與手機基地台的距離 & 出現自覺症狀者的比例表

（症狀發生頻率分為頻繁及非常頻繁）

	10m 以內	10~ 50m	50~ 100m	100~ 200m	200~ 300m	300m 以上
倦怠感	74	52.9	58.6	43.4	45.7	29.2
焦躁不安	25.2	27.7	46.1	6.1	11	5.3
頭痛	49.8	28.1	38.7	33.2	2	3.8
噁心反胃	8.9	5	5.8	6.6	4.3	3.1
食慾低下	10.3	7.5	7	2	2	5.3
睡眠障礙	59.1	59.5	60.5	52	37.5	23.1
憂鬱	28.8	21.7	26	5.1	4.5	5.7
莫名不適感	47.4	20.9	14.8	2	7.1	10.1
專注困難	30.8	18.6	28.4	14.5	7.5	9.1
記憶障礙	27.4	28.6	31	17.6	13.1	7.8
皮膚問題	19.1	12.8	13.1	9.5	2	6.6
視力減退	26.3	15.5	9.1	6.9	4.8	6.1
聽力減退	19.4	14	17.5	9.7	11.5	10.7
頭暈	14.5	9.5	11.6	4.7	7.2	2
行動不靈活	9.7	3.7	5	2	2	3
心血管疾病	15	11.6	9.4	2	8.5	5

❷¹引用自 Santini R,et al. Enquête sur la santé de riverains de stations relais de téléphonie mobile : I/incidences de la distance et du sexe [Investigation on the health of people living near mobile telephone relay stations: I/Incidence according to distance and sex]. Pathol Biol （Paris）. 2002 Jul;50（6）:369-73. French. Doi:10.1016/S0369-8114（02）00311-5.Erratum in:Pathol Biol （Paris）.2002 Dec;50（10）:621.PMID:12168254（部分摘錄）

動脈硬化」，這其實是指前面所說的動脈粥狀硬化。事實上，從高膽固醇演變到動脈硬化，必須經歷好幾個階段。有的人膽固醇偏高，卻沒有心血管疾病，也未發生腦梗塞，說明高膽固醇並不必然會演變成動脈硬化。

所謂「膽固醇」，究竟是什麼呢？

有的人吃了高膽固醇的食物，體內膽固醇便隨之升高，有的人同樣吃了高膽固醇食物，體內膽固醇卻不受影響，你認為哪一方的身體正常呢？

事實上，兩種表現都正常。一說到膽固醇，多數都是指最近不斷遭詬病的「壞膽固醇」LDL，但也可能是泛指「總膽固醇」。所以我們必須先釐清說的是哪一種膽固醇，因為結果會大不相同。

人體可以自行合成膽固醇

膽固醇是動物和植物都可自行製造的一種脂質，人體當然也有製造膽固醇的能力。膽固醇是我們合成細胞膜的材料，也是形成荷爾蒙的原料，是人體不可或缺的物質。男性荷爾蒙、女性荷爾蒙、副腎皮質荷爾蒙的合成都必須以膽固醇為原料。而總膽固醇則是指血液中所有膽固醇的量。

LDL 究竟是什麼呢？所謂 LDL 其實是一種「脂蛋白」，屬於蛋白質大家族裡的一類。「脂蛋白」有各式各樣，人體主要的四大類脂蛋白分別是乳糜微粒、極低密度脂蛋白（VLDL）、低密度脂蛋白（LDL）、高密度脂蛋白（HDL），這些脂蛋白在體內分解後會成為脂蛋白的「殘體」（remnant）。

讀到這裡，是不是好像有點複雜呢？簡單講，「乳糜微粒」這種脂蛋白是用來運送腸道所吸收的脂質（膽固醇、三酸甘油脂），而運送最多的就是三酸甘油脂。

VLDL 是把脂質（膽固醇、三酸甘油脂）從肝臟運送出去的脂蛋白，其運送三酸甘油脂的能力不及乳糜微粒。

而 LDL 的作用和 VLDL 相同，只不過運送三酸甘油脂的能力又比 VLDL 遜色。

LDL 是運送膽固醇和三酸甘油脂的「卡車」

以上三種脂蛋白從腸道和肝臟將脂質分送到身體各細胞，而 HDL 的功能則正好相反，它是從各個細胞回收脂質送回肝臟，這也是為什麼 HDL 被稱為「好膽固醇」的緣故。

LDL 因為其「負面形象」成為目前最為人所知的脂蛋白。但其實 LDL 本身並非膽固醇，說穿了，它就只是運送膽固醇和三酸甘油脂到全身各處的「載體」（容器）罷了。

為什麼膽固醇和三酸甘油脂需要「容器」運送呢？這是因為水和油是不相溶的，就像醬料瓶中的油和水如果分離，醬料就不成醬料，血管裡的水分和脂質倘若壁壘分明，血液就無法發揮功能了。所以不溶於水（不具親水性）的脂質必須裝進可溶於水的蛋白質或磷脂一起溶於水中。更粗淺一點的說，脂蛋白有如載貨卡車，卡車也分各種不同大小和功能，運送脂質的脂蛋白同樣有不同種類，其中之一就是 LDL。LDL 並非膽固醇，充其量就是一種「載貨用」的蛋白質。

◎「壞膽固醇」其實並不壞

話題再回到一開始的問題：為何吃了高膽固醇的食物，對體內膽固醇的數值卻不發生影響？主要原因在於，人體本身就會自行合成膽固醇，如果從外面攝取多了，身體會自動減少合成。因為身體有自我調節膽固醇多寡的能力，因此稍微多吃一點，並不影響血液中的膽固醇數值。

常聽到「吃多了高膽固醇食物，血液中膽固醇上升」，都是指壞膽固醇（LDL）變多。也就是吃多了高膽固醇食物，血液中的壞膽固醇數值升高。普遍而言，高膽固醇的食物，三酸甘油脂含量也多，如此一來，負責運送三酸甘油脂的 LDL 數量當然隨之增加。

評估膽固醇風險應先定義是哪種膽固醇

當我們談膽固醇的時候，首先要區別所指的是血液裡的總膽固醇，或是單指壞膽固醇。所指對象不同，會影響到健康風險評估的準確度。如果不去考慮這一區別，那麼討論將流於各說各話，成為兩條毫無交集的平行線。在我們周遭就不乏許多這類的誤解。

從前面的數據可知，總膽固醇並不影響罹患循環系統疾病的風險（事實上，如果總膽固醇在 280mg/dL 以上，就會開始出現影響）。所以 LDL 偏高，罹患循環系統疾病的風險也會升高，這是 LDL 被冠上「壞膽固醇」之名的由來。

那麼，LDL 真的是壞膽固醇嗎？我會告訴你，非也。原因是這樣的。

前面說到，動脈粥狀硬化的人口不斷增加，這一類型動脈硬化發生在粗大的動脈血管壁上，起因於脂質沉積，醫學上稱之為「斑塊」（plaque）。

氧化脂質是血管粥狀硬化元兇

斑塊裡的沉積物是氧化的 LDL 或「殘體」型態的氧化脂質。它們來自體內太多的活性氧，導致脂質氧化㉒㉓。乳糜微粒和 VLDL 負責搬運三酸甘油脂，當油脂氧化，血管裡也會跟著發生氧化，脂蛋白所運送的脂質同樣無法倖免於氧化。**脂肪酸一旦氧化，會引發骨牌效應，造成周圍的脂肪酸跟著氧化。**當這樣的氧化發生在血管壁上，巨噬細胞（一種免疫細胞）會將其視為異物而加以吞噬。如果飲食或生活習慣有問題，造成體內充斥太多氧化的 LDL，巨噬細胞將因為疲於吞噬而死亡，其吞噬的氧化脂質也因此到處散落，沉積在血管壁上，這就是粥狀硬化內容物的成分。

體內大量的氧化脂質是引發動脈粥狀硬化的原因，問題其實出在「容易氧化的體質」，而與承載脂質的容器 LDL 數量並無關係㉔。蔬菜水果含有豐富的抗氧化物，適度攝取可降低體內發生的氧化反應，這也是多吃蔬果有益健康的原因之一。

◎膽固醇是人體不可或缺的必要物質

膽固醇用處多多，是人體必不可少的物質。膽固醇乃人體合成細胞膜與製造荷爾蒙的必要原料，而人

㉔血液中氧化低密度脂蛋白（Ox-LDL）：
判斷動脈硬化發病及惡化因子之基本生物指標

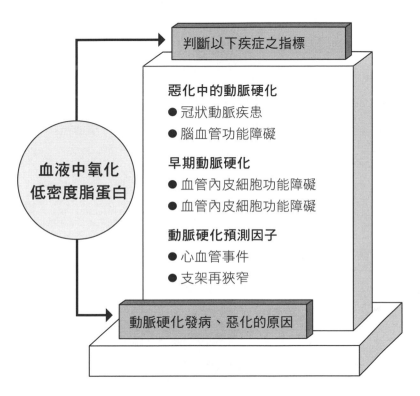

㉔引用自 石垣 泰 動脈硬化発症・進展における . 血中酸化 LDL の重要性
糖尿病 53（4）:231-233,2010（部分摘錄）

體合成輔酶 Q_{10}（coenzyme Q_{10}）的路徑，恰好與合成膽固醇的路徑相同。市面上販售的輔酶 Q_{10} 營養補充品，標榜具有抗氧化作用，並且可活化細胞的粒線體，協助抗衰老。

減少油脂和糖類攝取比吃藥有效

隨著年紀漸長，人體製造輔酶 Q_{10} 的能力逐漸下降，實在不容干擾其合成的不利因素居中作梗，偏偏有一類經常用於降低膽固醇的史塔汀（Statins）藥物，它在干擾肝臟合成膽固醇的同時，也阻礙了輔酶 Q_{10} 的合成 [25]。大家往往只注意到史塔汀類藥物誘發肝功能障礙、橫紋肌溶解的副作用，卻疏忽了它干擾輔酶 Q_{10} 合成所引發的風險。

使用藥物降低膽固醇並沒有實際意義，節制油脂和醣類的攝取，就可以預防身體嚴重氧化，也等同是預防動脈粥狀硬化 [26]。

如果將 LDL 視為幫忙細胞運送必需品的卡車，我們應該做的，是減少託運的貨物量（改善飲食生活），並且保持運送過程通暢不出意外（預防氧化）。用藥物去阻礙肝臟合成脂質，只是處理表面症狀，並非正本清源的治療之道。

◎如何有效抗氧化

　　所謂氧化，是指物質（譯按：分子、原子或離子）互相搶奪電子（發生電子轉移），或失去氫離子後，仍然與氧結合的反應。鐵會生鏽、切開的蘋果接觸空氣會褐變，油炸物放久了出現油耗味，都是氧化的緣故。和「氧化反應」相反的，是「還原反應」，也就是物質重新獲得電子，或是取得氫離子，還是失去氧。

　　人體透過呼吸得到氧氣，才得以維持生命，但是過程中無可避免的發生氧化反應而老化，這是生物必然的宿命，但是老化有快有慢，關鍵在於「量」的問題。**人體為了防止氧化，會自行製造抗氧化酶，然而製造抗氧化酶的能力也會隨著年紀而減少。**

　　想要預防氧化，我們必須多多攝取富含抗氧化物質的蔬菜水果。

吃獸肉和油炸物無助抗氧化能力

　　植物接觸陽光進行光合作用，太陽光裡面有紫外線，接觸紫外線刺激的細胞會產生活性氧，也就是發生氧化反應。植物無法自由移動躲避陽光的傷害，因此在體內演化出抗氧化物質。而動物攝取植物的抗氧化物質，同樣可以發揮抗氧化功效，但是攝取動物的肉，就沒有抗氧化效果。所以想要避免攝取過多

的脂質，必須少吃獸肉和油炸物等富含油脂的食物。

不但如此，獸肉（的蛋白質）經過腸內的細菌代謝後，會生成「氧化三甲胺」（簡稱 TMAO），它能改變巨噬細胞的活動，促使巨噬細胞吞噬血管內氧化的 LDL 和乳糜微粒，一旦吞噬過量，催化了巨噬細胞的死亡、破裂四散，在血管內形成斑塊，就會加速動脈硬化發生㉗。

常聽人說獸肉油脂多，有害健康，其實油脂的多寡是一回事，TMAO 的傷害也不容忽視，減少攝取才是明智之舉。

體內過度氧化才是動脈硬化主因

容我不厭其煩地再次重申，膽固醇是身體不可或缺的物質，並非壞東西，LDL 也並非有害物，它是維持人體運作的必要存在。如果說誰是造成動脈硬化的壞傢伙，那就是氧化的「脂蛋白殘體」。沒有氧化就沒有傷害，乳糜微粒與 VLDL 將三酸甘油脂搬送到細胞裡，只要不氧化就不會造成問題。**體內環境是否容易發生氧化，才是好與壞的分水嶺。**

體內缺乏抗氧化物質、維生素及礦物質不足、吃肉過量、過度攝取砂糖及碳水化合物、運動不足，都是導致動脈硬化的原因。然而多數現代人都生活在過度氧化的環境當中。

筆者輔導冠狀動脈出現狹窄傾向的病人進行斷食與飲食治療，不乏病情改善的案例。筆者認為，這麼做才是根本的治療。

◎高血壓與糖尿病的糾葛

　　接下來，讓我們了解糖尿病的傷害。糖尿病的成因，是胰臟所製造的胰島素不足，或是胰島素的功能減弱，導致血糖值（血液中的葡萄糖）處在慢性偏高的狀態。

高血糖易引發血管內皮功能障礙

　　高血壓患者一旦罹患糖尿病，動脈硬化的風險也會隨之增高。糖尿病的高血糖會導致活性氧侵蝕血管內皮細胞，加上病人的血液濃縮，都容易引發血管內皮細胞功能障礙。

　　糖尿病分為一型與二型，一型屬於自體免疫疾病，起因於胰臟製造胰島素的功能遭到破壞，所以必須依賴外界補充胰島素。二型糖尿病的致病主因則與不良生活習慣和遺傳基因有關。二型糖尿病被歸類為生活習慣病的一種，據估計，包括糖尿病前期的預備軍在內，全日本 10% 人口患有糖尿病，而實際確診者就有 300 多萬人，大約占總人口的 3% 左右。對照二

次世界大戰前的日本，糖尿病患者的比例僅為 0.1%，雖然說糖尿病有家族遺傳因素，但是日本罹患糖尿病人口，在短短數十年間成長了 30 倍，若是完全用遺傳因素來解釋，也未免牽強。

西方飲食導致容易罹患糖尿病

日本人製造胰島素的能力先天上不及西方人，因此加諸同樣的消化負擔，例如，同樣都過著以西方飲食內容為主的生活，日本人會比西方人更容易罹患糖尿病。日本自明治時期（1868~1912 年）就積極「脫亞入歐」，但無論如何蛻變，本質上終究是黃色人種，與西方人世世代代的生活環境、飲食內容南轅北轍，倘若無視於祖先的出身背景，生搬硬套西方人的模式，不免容易罹患生活習慣病。

血糖是血液中的葡萄糖，既是細胞的能量來源，也是人體活命的絕對必要物質。簡單扼要的說，葡萄糖進入細胞，會被分解成 ATP（adenosine triphosphate，三磷酸腺苷），這是一種只能在細胞內使用的「能量貨幣」，有了 ATP，細胞可以製造各式各樣的物質，維持活動能力。由於 ATP 只能在細胞內使用，所以一律交由細胞自行製造。

相信大家都聽說過因血糖過低而昏死的案例，血糖含量低到極點，人會失去意識，甚至死亡。血糖就是如此重要的活命物質，人體為了預防在沒得吃或無法吃的情況下遭遇生命危險，自然發展出「將體內胺基酸轉化為血糖」的機制。人體補充血糖的途徑有二，一是「從飲食攝取」，一是「分解體內蛋白質，轉化為血糖」，這兩種生理運作過程都需要多種荷爾蒙與臟器的通力合作。正因為人體擁有非常精密的調節能力，正常情況下，只是稍微餓肚子，還不至血糖會急遽下降以致威脅生命。

細胞內葡萄糖過多引發胰島素誤判

相反的，人體能夠降血糖的荷爾蒙，只有胰島素，它的功用是將葡萄糖帶入細胞裡。我們可能以為，胰島素降低血糖後，血糖就會因此煙消霧散，其實不然，因為血糖不會憑空消失，它們只是是從血管中進入細胞裡。進入細胞的葡萄糖後來怎麼了呢？細胞如果需要能量，葡萄糖就會被轉化為 ATP，不過細胞裡的能量轉換是很講求效率的，為了不白做工，細胞需要多少能量才轉換多少葡萄糖，用不到的葡萄糖就會成為脂肪。

如果因為運動不足等因素，細胞裡充斥過多葡萄糖，這些葡萄糖會轉而變成脂肪儲存起來，胰島素的作用也將跟著失靈。就好比汽車引擎空轉（怠速）時，還不斷添加燃料，會導致燃燒不完全，最終造成引擎熄火。所謂「**胰島素抗性**」，就是細胞發出的**警訊，告知體內的葡萄糖已經爆滿，別再送進來了。在如此狀況下，如果從外面補充胰島素，只會把更多不必要的葡萄糖帶進細胞，導致細胞堆積脂肪，造成胰島素的作用越來越失靈。胰島素作用不彰，勢必需要更大量的胰島素才能夠完成工作，由此陷入「胰島素抗性」的惡性循環。**

切斷惡性循環的辦法，就是「只供應細胞必要的最低限度能量」，以便消耗細胞內過剩的脂肪，而不是從外面補充胰島素。

◎油脂和蛋白質過量引發血糖上升

有一種糖尿病型態，起因於肝臟的「肝糖異生作用*」失常，也就是肝臟製造糖的功能亢進所導致[28]。

肝臟在有需要時會主動製造葡萄糖

顧名思義，「肝糖異生作用」就是肝臟以胺基酸為原料，製造葡萄糖。有些人常抱怨自己沒有葡萄糖

腦筋就不靈光，所以喜歡補充甜食。其實當身體偵測到葡萄糖不足時，肝臟會自動幫我們製造葡萄糖。

「肝糖異生作用」強的人，即使未補充飲食，血糖也會升高。雖然不能排除個人的體質差異，但普遍來說，交感神經處於優勢、容易感受到壓力的人，相對比較容易發生「肝糖異生作用」亢進。

西式飲食造成身體分泌過多胰島素

不但如此，油脂、蛋白質攝取量大，也會刺激「肝糖異生作用」增強。「肝糖異生作用」增強，胰島素的分泌量便隨之升高。生活在歐洲等寒帶地區的人，嚴寒的冬季多吃奶油、乳酪、火腿等動物性保存食品，油脂和蛋白質攝取量因而增多。西方飲食普遍富含油脂，身體必須分泌更多的胰島素，即使限制糖分和碳水化合物的攝取量，也未必能夠有效控制血糖。

「肝糖異生作用」較強的體質，除了適量食用未精製的碳水化合物，還必須配合減少脂肪和蛋白質的攝取。

---

* 肝糖異生作用又稱「糖質新生作用」（Gluconeogenesis），人體用以維持體內正常血糖濃度的手段之一，尤其當體內葡萄糖不足時，會利用非糖物質轉化成糖，確保血糖的相對穩定。

無論是「肝糖異生作用」亢進，還是生活習慣病導致的高血糖，兩者的共通點都是胰島素大量分泌。當胰臟負責分泌胰島素的細胞一直被迫工作過量，就要當心發生「細胞凋亡」（apoptosis）❷。細胞凋亡是細胞「主動就死」，這些製造胰島素的細胞沒日沒夜拚命勞動，萬念俱灰之下選擇和胰島素共赴黃泉。

改變生活習慣來控制血糖

　　糖尿病患所使用的硫醯基尿素（Sulfonylurea，簡稱 SU），是一種促進胰島素分泌的藥物，胰臟在其鞭策之下，不得不使勁做工，反而加重負擔，導致分泌胰島素的效率越來越差。所以說，因為不良生活習慣引起的糖尿病，與其依賴藥物控制血糖，患者更迫切需要的是導正自己的生活習慣。

　　體質與生活環境因人而異，所以天底下並沒有一體適用的飲食療法。有的飲食治療內容看似完全相反，卻都能發揮功效，這是個人體質與生活環境差異的緣故，無法斷言何者正確或不正確。有人推行限醣飲食，為了避免血糖上升而不吃穀物類等碳水化合物，有的則主張以糙米、素菜等未精製的植物類食物為主要飲食內容。這些飲食療法都有各自的道理，短期間內也的確在一些人身上見到成效，但是從長遠來看，

我們仍必須審慎評估，找出真正適合自己體質的飲食
方法才好。

空腹喝咖啡有助判斷身體狀況

筆者的做法是透過問診，為病人判別體質，然後給
予飲食指導。在此傳授讀者們一個簡略的自我判別
方法，只要在空腹時飲用咖啡，即可大略掌握自己適
合的飲食型態。

空腹喝了咖啡以後，如果感到身心舒暢，或是並未
感受到影響，這樣的人平日多吃穀物類和蔬菜類，可
以保持較佳的健康狀態，倘若吃多了油膩，身體會變
差。

至於空腹喝咖啡以後，會感到虛弱無力或胃痛等不
適的人，可適度增加飲食中的動物性食物比例，有助
保持較佳的健康狀態。

還有的人是介於兩者之間，空腹喝一杯咖啡以後，
總覺得說不出的煩躁不安。這樣的人不妨綜合以上
兩種體質的飲食內容，走中庸之道。

有趣的是，我發現臨床上有一種少見的體質，週期
性的遊走在以上多種體質之間變來變去。

◎高血糖造成動脈硬化

從本書稍早前引用的研究數據可知，無論是從罹患循環系統疾病的風險，或是從總死亡率來看，高血糖狀態都比高血壓更危險。高血糖為何如此威脅人類的健康呢？

葡萄糖是細胞的能量來源，脂肪是細胞的能量儲存庫，兩者如果過量了，會造成哪些問題呢？

糖化後的蛋白質活性降低

細胞內過剩的葡萄糖是誘發活性氧與「糖化作用」的源頭。所謂「糖化作用」是葡萄糖與蛋白質產生結合的生物化學反應，也就是「蛋白質糖化」。糖化後的蛋白質活性變差，甚至失去活動力，隨著糖化程度加劇，最終成為無法復原的「糖化終產物」（Advanced Glycation End products，簡稱 AGEs）。AGEs 是導致老化與各種疾病的根源，它既會在皮膚上留下斑斑點點，也會造成糖尿病的多種合併症。

「糖化終產物」會傷害細胞正常功能，嚴重時造成細胞損壞。不但如此，血液中過多的葡萄糖會導致紅血球互相沾黏重疊，好似古代的銅錢串，失去活性，容易附著在血管內皮細胞的細胞壁上，傷害血管內皮，造成動脈硬化、血壓升高。

葉黃素能抑制糖尿病合併症

糖尿病有三大合併症——糖尿病性腎病變、糖尿病性視網膜病變、糖尿病性末梢神經病變，三者都是微細動脈的血管硬化所引起（心肌梗塞、腦梗塞則是中等粗細的動脈血管硬化造成）。糖尿病患者容易罹患白內障或癌症等共病，「活性氧」正是重大的致病因素。

小藍莓、金盞花所富含的葉黃素，是有助視力保健的抗氧化物質，其作用就是去除活性氧，抑制「多元醇途徑」（Polyol Pathway）*。該途徑是牽動糖尿病性視網膜病變及糖尿病性末梢神經病變的主要機制。動物實驗證明，葉黃素確實可抑制糖尿病合併症的發生。

「多元醇途徑」對多數人而言是個陌生的名詞，這一生化反應路徑會在細胞內製造活性氧，引發糖化作用，造成微細血管功能障礙❸0。想要預防及改善糖尿病的併發症，除了控制糖分攝取，也要抑制活性氧，

---

* 「多元醇途徑」是人體將葡萄糖轉化為果糖的過程。過程中，葡萄糖被還原為山梨糖醇，再氧化為果糖。正常狀態下，此代謝路徑並不活躍，但是高血糖會激活該生化途徑，所產生的果糖代謝產物比葡萄糖的糖化能力更強大，加速形成糖化終產物（AGEs），降低體內的抗氧化防禦力，強化氧化傷害。

經常攝取富含抗氧化物質的蔬菜水果，對病患大有助益。

◎血壓沒必要定期測量

前面說明了高血壓與其有關因子，以及除高血壓之外，導致動脈硬化的生活習慣病。接下來要跟各位分享預防動脈硬化的研究，內容相當精彩。

該研究雖然主張動脈硬化風險高的人應該使用降血壓藥，但研究結論強調：日常測量血壓並沒有實質意義，測量血壓次數越少，罹患心血管疾病的風險越低❸；改善生活習慣可以降低動脈硬化的風險，一旦高血壓獲得控制之後，就可以停止服用降血壓藥。

同樣的研究結論也可見於高血脂症。

◎你一定要知道的降血壓藥副作用

一如前述，降血壓藥有各種副作用，到底有哪些呢？

不同種類降血壓藥共同的副作用有過敏、蕁麻疹、頭重腳輕、腎功能障礙，其他還有肝功能障礙、貧血、血小板減少等等。有些治療高血壓的噻嗪類利尿劑（Thiazide Diuretics）、鈣離子拮抗類藥物，會引發頻尿。

年長的男性因為頻尿就診，往往會出現攝護腺肥大問題。攝護腺肥大固然常見於年長的男性，但也不能排除藥物因素的影響，部分患者在停止服用降血壓藥後，即有效降低頻尿次數。

　　此外，有高齡女性出現痛風，因為實在罕見，細查之下才發現是服用了會導致尿酸升高的噻嗪類利尿劑。

降血壓藥反而提高疾病風險

　　服用降血壓藥除了可能出現以上常見副作用，另外有些副作用很難令人與降血壓藥做聯想，然而事實就是——**部分降血壓藥會提高罹患糖尿病、癌症、心血管疾病的風險㉜**。

　　民眾可能作夢也沒想到，只是吃個降血壓藥，怎可能因此罹患糖尿病、癌症呢！別懷疑，還真的有，而且糖尿病依程度不同，引發心血管疾病的風險可能更甚於高血壓。乙型阻斷劑與噻嗪類利尿劑就是這樣的藥物，雖然它們的致病性並非明顯呈數倍提高，但是一項追蹤近 75,000 人長達 16 年的統計研究發現，有 3,589 人是因為服藥而罹患糖尿病，比例上儘管不算太高，但是換算下來，大約每 20 人就有 1 人㉝。

　　再看鈣離子拮抗劑這類降血壓劑，它是藉由擴張血管的作用發揮降血壓效果，也適用於狹心症、心肌梗

塞的患者，但是有數據顯示，高劑量服用會引發心血管疾病❸，這個結果看似荒唐，但是不令人意外。為了治療疾病而服用抑制症狀的藥物，反而引發類似症狀，這樣的案例並不罕見。例如，胃藥的仿單理所當然的寫明副作用包括胃痛、消化不良、打嗝等，話說回來，吃胃藥的人不正是為了治療這些症狀才吃藥的嗎？

就如同前面提到的研究指出，日常頻頻量血壓，一發現血壓高便服藥降血壓，結果一降又降得太低，這樣的案例臨床上屢見不鮮。會導致如此後果，其實不難想像：血壓高是因為血液循環不良，服藥擴張血管，血壓是降下來了，可是血液的流動又更差了。

還有研究指出，降血壓藥可能誘發癌症。這是一項以日本人為對象的研究，發現長期服用降血壓藥導致罹癌率升高。另有研究指出，合併使用降血壓藥裡的 ACE 阻斷劑和 ARB 類藥物，有提高罹癌的風險❸。

這些都只是極為常見的降血壓藥物，雖然從研究數據來看，致癌的增幅不大，然而，在醫生「為求保險起見，服用降血壓藥比較好」的勸說下用藥，萬一因此促發糖尿病或癌症，吃苦受罪的病人豈不是後悔莫及。

降血壓藥的種類

	作用	副作用	藥品名
利尿劑 （Diuretic）	抑制腎臟對鈉的再吸收，增加水分排泄，減少血管中的液體量。	頻尿、電解質失衡、尿酸偏高、血糖偏高	Spirotone（蘇拉通） Fluitran（服爾伊得安） Indap S.R.（迅順） Rasitol（來喜妥） Amizide（安立壓）
鈣離子 拮抗劑 （CCB）	放鬆血管肌肉使血管擴張，降低心臟的收縮力道。	心悸、頭痛、浮腫、頻尿、便秘、倦怠感、熱潮紅、狹心症、心臟衰竭	Adalat OROS （冠達悅歐樂） Atanaal（壓達能） Lolate（舒壓） Fedisyn（菲迪欣） Lesyn（樂壓定） Zanidip（利壓） Micapine（名佳平） Norvasc（脈優）
血管收縮素 轉化酶抑制劑 （ACEI）	抑制升高血壓的荷爾蒙作用，使血壓下降。	乾咳、頭暈、頭重腳輕、電解質失衡	Cabudan（卡布登） Tanatril（田納滋） Sintec（樂壓） Ramitace（律血定）
血管收縮素 受體阻斷劑 （ARB）	抑制升高血壓的荷爾蒙作用，使血壓下降。	頭痛、頭暈、電解質失衡	Diovan（得安穩） Irbetan（爾壓順） Losart（暢壓） Olmetec（雅脈） Micardis（必康平） Twynsta（倍必康平）
乙型阻斷劑	抑制心臟收縮力道，藉以降低心跳和血壓。	心臟衰竭、心跳緩慢、頭痛、頭暈、血糖升高	Biocor（百肯） Concor（康肯） Carvio（鬱心平） Syntrend（心全） Inderal（恩特來） Acebol（舒爾心）
甲型阻斷劑	抑制交感神經，使血管放鬆，進而降低血壓。	姿勢性低血壓、頭暈、昏厥、心悸	Catapres（降保適） Dosabin（多沙賓） Doxazosin（薩多心）

◎令人起疑的高血壓判定基準

　　筆者和年長者討論病情，不時會得到他們的反饋，他們說當年的正常血壓基準＊，是年齡（歲數）加上 90。如今日本則是一律套用 140/90 的正常血壓基準。前幾天有患者反映說，他每次看醫生，醫生總是緊迫盯人，只要血壓稍微高出基準值，就要他服用降壓藥，還叨念他別吃鹹、每天多量幾次血壓等等。我在稍早前說過，有研究指出，血壓量得越勤快，心血管疾病的罹患率越高；換言之，病患越是聽從醫囑，罹病風險越高，這樣的處境實在令人同情。

只要有活力，血壓數值不用放心上

　　常聽人說，血壓高一點的人比較有活力，然而現行的高血壓診斷基準並不關心病人是否有元氣。筆者主張，只要平日感覺輕鬆有活力，大可不必對血壓太計較。

＊　根據台灣高血壓學會的高血壓定義與分類：

　　正常血壓：收縮壓未達 120 mmHg，且舒張壓未達 80 mmHg。

　　高血壓前期：收縮壓 120~129 mmHg，且舒張壓未達 80 mmHg。

　　高血壓第一期：收縮壓 130~139 mmHg 以上，或舒張壓 80~90 mmHg。

　　高血壓第二期：收縮壓 140 mmHg 以上，或舒張壓 90 mmHg 以上。

某研究針對高齡者的血壓值與死亡風險加以比較 ❸⁶。75 歲到 84 歲、血壓不超過 170 的受試對象，血壓在 130~139 區間者，血壓高的死亡風險反而較低；血壓不超過 180、虛弱程度屬於輕度腰腿無力的受試對象，同樣可見血壓高者的死亡風險反而較低；相反的，血壓落在 120~129 的區間者，死亡率反而升高；而在 120 以下者，死亡率又更高。也就是說，血壓高於現行 140/90 的基準者，死亡率反而比較低 （見下頁圖）。

　　而年齡 85 歲以上的長者，血壓 180 以上的死亡率全都無條件低於 130~139 區間者；同樣的，血壓一旦低於 130~139 區間者，血壓越低死亡率越高。

　　以上研究說明了老人家口中的昔日血壓基準值，更加符合高齡者的實際狀況需求。

　　當然，這並非一體適用的絕對標準，部分心臟衰竭病人，或是曾發作狹心症、心肌梗塞的患者，降血壓對他們而言或許比較安全。

高齡者的血壓壓不一定要降低

　　也有報告指出，85 歲以上的高齡者，血壓降低死亡率相對升高，所以血壓向來比較高的長者如果見到血壓下降的變化，或許未必是好現象。根據筆者的臨床經驗，血壓向來偏高的年長者，血壓下降以後往往變得有氣無力。

㊱從收縮血壓比較「輕度虛弱高齡者」的血壓別死亡風險

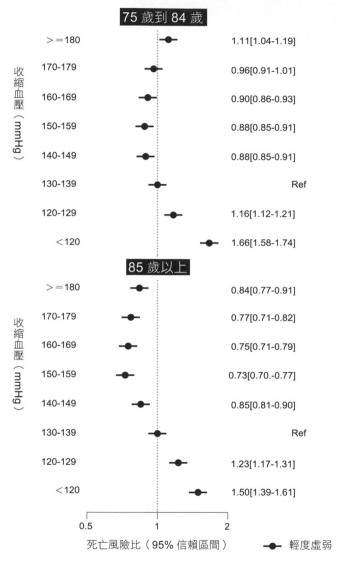

75 歲到 84 歲

收縮血壓（mmHg）		死亡風險比
>=180		1.11[1.04-1.19]
170-179		0.96[0.91-1.01]
160-169		0.90[0.86-0.93]
150-159		0.88[0.85-0.91]
140-149		0.88[0.85-0.91]
130-139		Ref
120-129		1.16[1.12-1.21]
<120		1.66[1.58-1.74]

85 歲以上

收縮血壓（mmHg）		死亡風險比
>=180		0.84[0.77-0.91]
170-179		0.77[0.71-0.82]
160-169		0.75[0.71-0.79]
150-159		0.73[0.70.-0.77]
140-149		0.85[0.81-0.90]
130-139		Ref
120-129		1.23[1.17-1.31]
<120		1.50[1.39-1.61]

0.5　1　2

死亡風險比（95% 信賴區間）　　●— 輕度虛弱

※ 列在 1 的左側者，表示死亡率低

㊱引用自 J. A. H. Masoli et al. Blood pressure in frail order adults Age and Ageing 2020；49:807-813（部分摘錄）

對失智症病患的研究觀察發現，高齡者除外的其他年齡患者，大腦認知功能會隨著高血壓而下降，唯獨高齡者的認知功能卻是隨著血壓下降而變差❸❼。

高血壓常被認為是傷害高齡者認知功能與心血管的危險因子，但是從研究統計來看，服藥控制血壓並不能夠真正降低罹病風險。

真正重要的是找出血壓高的原因

高血壓的形成來自各種背景因素，導致血壓上升的原因各有千秋，這些原因誘發的共通表現之一，就是「血壓上升」；換言之，高血壓是「果」不是「因」。**一味盯著血壓的數值做文章，以為血壓一降就天下太平，完全無視於引發血壓高的原因，並不能真正解決健康問題。不但如此，降血壓劑的副作用還會衍生出新的問題，因此「服用降血壓藥可以預防疾病」的說法未免太牽強。**

另有醫學研究顯示，高齡者的高血脂症同樣出現「數值稍微偏高者反而更健康」的現象。無論是全因死亡率或是心血管疾患的死亡率，血脂低與血壓低者的死亡風險都更高，對女性的影響尤其明顯。

由以上看來，上了年紀以後血壓高並非壞事，**是否服用降血壓藥幾乎不影響罹患心血管疾病的風險**❸❽，

服藥降低血壓反倒提升了死亡風險。

心血管疾病的高風險族群服用降血壓藥,雖然多少可能降低發病風險,但如果想要有效預防發病,還是從解決不良生活習慣等危險因子下手,才能夠正本清源。

第 3 章

預防心腦血管疾病的新飲食與生活主張

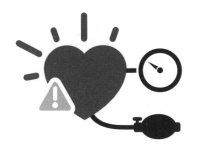

◎關鍵在瘦身與改善飲食

一說到可以改善高血壓的良好生活習慣，各位的腦海中會浮現哪些條件呢？是少吃鹽、勤運動、多瘦身，還是戒菸戒酒？

接下來，我們要從各項客觀的統計數據，檢討哪些生活習慣有助於降低高血壓。

將一般認為有助於降血壓的生活習慣拿來比一比，從表列可知，瘦身對降血壓的幫助最大❸⑨。

我們常勸告血壓高的人「該瘦身了」，的確，體重增加，但是心臟不會跟著變大，所以人一肥胖，血壓得跟著升高，有的人還會因而動脈硬化，拖累心臟功能。雪上加霜的是，身材變胖以後需要更多血液才能夠維持增加部位的正常循環，雖然血液循環並不完全依賴心臟，可是循環的血液量增多，心臟也必須加大送出血液的力道，方能夠將血液送到身體各角落。這就是為什麼體重增加，血壓也必須跟著升高的原因。

得舒飲食少油脂，瘦身降血壓

再看瘦身降血壓的實際效果如何。瘦身的目標一般訂在 BMI 25 以下，平均每減去 10 公斤，血壓會下降 5-20 mmHg。

㊵生活習慣改變與血壓的變化

改變的習慣	降低收縮壓
瘦身	5-20mmHg/ 每瘦身 10 公斤
得舒飲食	8-14mmHg/ 每瘦身 10 公斤
減鹽	2-8mmHg
增加運動量	4-9mmHg
適度飲酒	2-4mmHg
增加鈣質攝取	不定

㊴引用自 SS Hedayati et al,:Non-pharmacological aspects of blood pressure control Kidney International（2011）79,1061-1070（ 部分摘錄）

㊵從事體育活動的猝死人數　占 820 人之比例

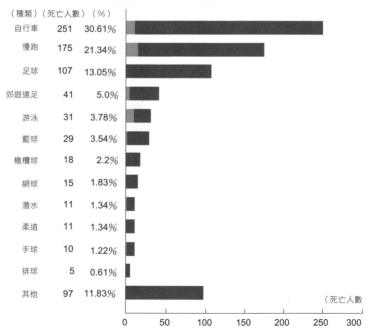

（種類）	（死亡人數）	（%）
自行車	251	30.61%
慢跑	175	21.34%
足球	107	13.05%
郊遊遠足	41	5.0%
游泳	31	3.78%
籃球	29	3.54%
橄欖球	18	2.2%
網球	15	1.83%
潛水	11	1.34%
柔道	11	1.34%
手球	10	1.22%
排球	5	0.61%
其他	97	11.83%

㊵引用自 Marijon et al Sports-Related Sudden Death Circulation. 2011;124:672-681（部分摘錄）

「得舒飲食」（The Dietary Approaches to Stop Hypertension，縮寫為 DASH）是美國國家衛生研究院國家心肺與血液研究中心，為改善高血壓而設計的一套飲食方法。遵循「得舒飲食」的指導，多吃蔬菜水果、選擇低脂乳製品、減少飽和脂肪與總脂肪的攝取量，平均可降血壓 8-14mmHg。

減鹽過度恐提高死亡率

多年來醫界不斷宣導每日攝取鹽分 6 公克以下，但其實限制鹽分攝取在每日 6 公克以下，也只能降低 2-8mmHg。有一說是三成的日本人因為減鹽而成功降血壓，不過 1 日攝取鹽分不足 6 公克，其實是極為嚴苛的標準，從以上研究結果來看，效用卻沒有想像中給力。而且減鹽過度，反而招致死亡率上升，這一點留待稍後詳述。倘若為了降血壓而殞命，那就失去降血壓的意義了。

適度運動也可以降血壓。很多人認為運動有助於瘦身，體重減下來，血壓當然跟著下降，但其實運動即使未能有效瘦身，仍有助於降血壓，且一併降低罹患狹心症等冠狀動脈疾病的風險。一般都鼓勵從事有氧運動，殊不知輕度的負重運動也是有必要的。運動會加速血液循環，提升體溫，對高血壓以外的慢性

疾病也有療效。

從統計數據來看，每星期 4 天以上、一天 30 分鐘的有氧運動，可以降低血壓 4-9mmHg。

男性節制飲酒量在 1 天 2 杯以下、女性在 1 天 1 杯以下，可以降低血壓 2-4mmHg，與瘦身相比，效果並不顯著。

根據以上統計，瘦身與改善飲食對降血壓的效果最佳。不過瘦身可不是越瘦越好，瘦身過頭反而會招致反效果。從結論上來說，「保持良好的飲食習慣」與「持之以恆的運動習慣」這兩項降血壓習慣是最值得持之以恆的。

◎你今天運動了嗎？

從事運動即使未能有效瘦身，也有降血壓的效果。運動被公認能降低罹患心血管疾病的風險，我們合理推論這是因為運動可以強化身體機能。那麼，如果想要降血壓，從事哪一類運動比較合適呢？

走路或慢跑向來被視為老少咸宜的健康運動，不過一般的走路運動，都是指「快步走」，包括牽狗兒散步。雖然說是「散步」，但是遛狗難免被狗兒拖著跑，只要步伐加速，脈搏也會跟著加快，刺激血壓上升。

慢跑同樣是如此。對於已經有動脈硬化的人，運動中的血壓上升，都可能造成負擔。

運動快走、慢跑時引發血壓上升

和過去的人相比，現代人的運動量明顯不足，肌力普遍低下。筆者以前去山形縣，聽聞「早期」的當地女性能挑起兩大袋裝米的草袋，簡直瞠目結舌，那可是 120 公斤哪！你問我「早期」是多早？！那已經是江戶時代（1603~1868 年）的傳奇了。現在的你我，從超市扛 10 公斤米回家都嫌太重，肌力之「淪喪」可見一斑。一想到江戶時代的人平均每天要走 2 到 30 公里路，就不免對自己的體力感到慚愧。

筆者認為，現代人四體不勤的生活習慣，都導致身體各部位機能（包括血管）普遍衰退。

◎不得不留意的猝死風險

身體的柔軟彈性變差，就是高血壓的開始。一說到運動，大家習慣把焦點集中在活動的速度與力度，但其實伸展運動也至關重要。伸展肢體能活化肌肉的血液循環，進而降低血壓。

中高齡族群從事運動，要當心猝死的風險。許多人從東京遠赴千葉縣的鄉間打高爾夫，而高爾夫正是中

高齡人口在運動中猝死率排名數一數二的運動。

第 95 頁下半欄的數據顯示，騎自行車、慢跑、郊遊遠足也是常見運動中猝死的項目❹。

高強度運度容易引發血壓過高

運動除了有助於降血壓，還可以強化心肺功能、抑制心血管疾病的發病、增強肌力、延長健康壽命，但前提是「慎防運動中猝死」。

什麼樣的人是猝死的高風險族群呢？猝死容易找上動脈硬化的人，因此已經有血壓問題的人風險相對比較高。

許多猝死案例發生在中度至高強度負荷的運動當中，此外，一開始運動時，血壓容易升高，所以運動前務必要先做足暖身準備，預防血壓急速竄升❹。

然後是運動中不忘補充水分，運動的前一天切勿飲酒過量。水可以大口大口喝，但是酒必定要小口淺酌。

運動好處多但一定要量力而為

由統計數據可知，中年以前發生運動猝死的原因，並不在於運動奪命，而是死者原本就已經身患宿疾，運動只是「壓垮駱駝的最後一根稻草」罷了，所以並未改變整體的死亡率。但是「運動與否並不影響整

體死亡率」的結論，也僅見於年輕人。

從日本全體國民來看，有運動習慣的人死亡率比較低，特別是死於循環系統疾病與自殺者，更是明顯較少❷。

運動好處多多，可是年長者務必量力而為。現在的人年過 35 歲即有動脈硬化風險，健康條件不佳者，早在 35 歲就開始出現高血壓。

許多人自認寶刀未老，不顧慮自己平日活動不足，興沖沖地貿然投入運動，加重心臟負擔，這時就容易在運動中發生意外。

運動強度宜循序增加才有幫助

你若是問我，從事哪些運動比較安全，我的建議是**循序漸進，一開始從伸展運動、和緩的走路運動開始，待身體逐漸適應以後，再適度加重負荷強度與時間長度，會是比較安全的做法。還有，每次運動前的暖身絕對不可少。這麼做既可以獲得運動的好處，又得以避免不當運動的風險。**

和緩的運動也有健身的效果，多少動一動對身體都會有好處，就怕完全自暴自棄，寧願當一顆「沙發上的馬鈴薯」。當然囉，「過猶不及」，冒著猝死的風險運動過頭也不可取。上了年紀的人從事運動，

只要出力四分就十分足夠了。

◎想運動嗎？ 最推薦太極拳！

筆者打太極拳已經 10 年。常聽人說太極拳的動作
過於緩慢，根本不成運動，還有人嫌棄打太極拳一點
都沒有運動的刺激感，可是反過來看，從事如此和緩
的運動，不也大幅降低了運動中猝死的風險嗎？在
合適的速度下打太極，維持脈搏平穩，心臟的負擔也
小。

有關於打太極拳的好處，台灣、美國、中國都有研
究，世界頂尖的學術殿堂哈佛大學還為太極拳出版專
書。該著作指出，**高齡者的平衡感較差，容易跌倒，
打太極可強化身體的平衡能力，又能降低心血管疾病
的風險，並減輕帕金森氏症的症狀等，發揮全面性的
良效。**

太極拳結合走路運動效果最佳

筆者統整相關資料，歸納出打太極有**增強肌力、活
化心臟功能、增強肺活量、強化抗氧化能力、降低血
壓、活化副交感神經、增強免疫功能、改善不安及憂
鬱情緒、降低發炎、緩解疼痛等好處**[43]。

和其他運動對照比較，長期來看，「**太極拳結合走**

路運動」對降低死亡率的效果最佳。 同一研究指出，
「太極拳結合慢跑運動」可降低心血管疾病的風險 0.9
倍，若是結合走路運動，**風險可降至 0.57 倍，兩者
的效果相差四成有餘**[44]。

免疫相關研究顯示，跑步中的「間歇鍛鍊」
（Interval Training）會導致人體的淋巴球數量減
少，打太極拳則有提升淋巴球數量的功能[45]。 關於
「劇烈運動導致淋巴球減少，是否因此造成免疫力降
低？」，長年來一直都有爭議，但是以「有損免疫力」
的主張居於主流。

持續運動就能讓免疫力止跌回升

不過後來有論文提出反駁[46]，說明淋巴球減少並不
必然表示運動傷害了免疫力，因為這只是暫時現象，
只要持續運動，免疫力會止跌回升。 誠如本書稍早
前提醒，高血壓的人忽然從事高強度運動，勢必對身
體形成重大負擔，持之以恆的適度運動才是安全有效
的保健之道。

對於像筆者這樣怕麻煩的懶人一族，打太極拳不需
特殊裝備，只要有些許活動空間，即使在室內也可進
行，其不僅具有抗氧化的功效，又能減輕身體的疼
痛，可說是非常理想的運動。

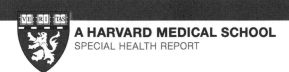

A HARVARD MEDICAL SCHOOL
SPECIAL HEALTH REPORT

An Introduction to Tai Chi

A gentle exercise program for mental and physical well-being

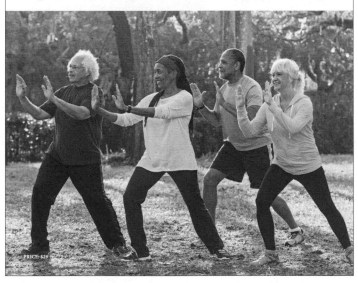

PRICE: $29

哈佛大學發行《An Introduction to Tai Chi》

◎細胞活性伸展運動──降血壓療法

「細胞活性伸展運動療法」（Cell Activation Stretch & Exercise，簡稱 Cellacise）是一種標榜「不准努力」的運動，其原理是「透過對大腦和肌肉施加無負擔的溫和刺激，活化平日未使用到的大腦迴路，乃至少用的肌肉」。

有些原本難不倒我們的肢體動作，不知何時竟然變得做不到了，比方說，本來會做「人體拱橋」或側身翻，卻漸漸做不到了，這難道是肌肉退化，或是大腦的迴路失效嗎？非也，以前能夠做的，現在做不到，只是因為日久生疏，大腦迴路和部分肌肉處在休止狀態，這時只要再動一動，這些部位又會重新活起來。

多數人平日活動的肌肉都是固定的，久而久之，身體便習慣了這樣的活動模式。對身體來說，遵循慣性模式固然省心，但一直慣用固定肌肉，身體會愈來愈僵化，失去靈活的平衡感，內臟功能跟著衰退，出現腦力、眼力、聽力不濟的症狀。

動動手腳軀幹就能活化肌肉及大腦

「細胞活性伸展運動療法」標榜不假手機器，藉由一定的動作順序親自活動手、腳、軀幹數次，多種動

❹太極拳的功效、對健康的作用

打太極拳的功效		
平衡 （balance）	覺察 （mindfulness）	心靈影像治療 （imagine therapy）
強身健體	調和身心	調整結構
社會關係	自然呼吸	柔軟彈性

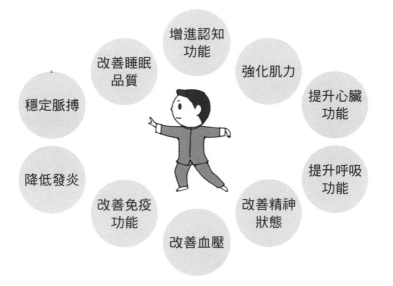

增進認知功能
改善睡眠品質
強化肌力
穩定脈搏
提升心臟功能
提升呼吸功能
降低發炎
改善免疫功能
改善精神狀態
改善血壓

❹引用自 Xu, S.；Baker, J. S.；Ren, F. The Positive Role of Tai Chi in Responding to the COVID-19 Pandemic. Int. J. Environ. Res. Public Health 2021,18,7479（部分摘錄）

作組合式的設計，可以重新活化僵固的肌肉和大腦迴路。室內室外不拘，只要有足夠容納雙臂展開的活動空間，隨時都可進行。透過絲毫不費力的簡單動作，就可以活化大腦、神經、肌肉，達到降血壓的作用。對於因為肌肉退化、平衡感低下造成的頭重腳輕，或是帕金森氏症的症狀改善等，都有效果。

有興趣的人可以上網搜尋相關資訊，透過鏡頭，在家中與教練一起運動，或是跟著 DVD 教學影片依樣畫葫蘆。

運動就算不能瘦身也有益健康

筆者有病患為了降血壓開始運動，而且真的成功瘦下來，不過想要完全靠運動瘦身，其實頗為困難。不是常聽人說嗎，為了貪嘴吃一塊蛋糕，之後必須走好幾個鐘頭的路才能夠消耗多餘的卡路里，因此單靠運動瘦身真不是一件容易的事。

重點在於，運動即使未能夠幫我們瘦身，也有維持健康的功效，千萬不可因為沒見到贅肉消失，就放棄運動，否則損失太大了。

❹死亡風險隨運動的種類而不同
與平素無運動習慣的人相比

	死因					
	全因死亡		癌症		心血管疾病	
	死亡風險比 95%CI*		死亡風險比 95%CI		死亡風險比 95%CI	
不運動	1.00	對照組	1.00	對照組	1.00	對照組
主要運動						
太極拳	0.80	0.72,0.89	0.78	0.66,0.91	0.77	0.64,0.92
步行	0.77	0.69,0.86	0.84	0.72,0.99	0.73	0.61,0.88
慢跑	0.73	0.59,0.90	0.69	0.51,0.94	0.74	0.52,1.06
其他運動	0.78	0.56,1.10	0.65	0.38,1.10	0.72	0.37,1.40
太極拳＋步行	0.69	0.58,0.83	0.78	0.59,1.02	0.57	0.41,0.80

❹引用自 Wang et al. Tai Chi, Walking, Jogging, and Mortality Am J Epidemiol, 2013；178（5）:791-796（部分摘錄）

*95%CI 即「95% 信心區間」

◎健康飲食降血壓

想要瘦身有成，必須懂得調配飲食內容。對於有高血壓困擾的人，筆者會首先勸他們多吃素。

為什麼吃素有助於降血壓呢？最常見引發高血壓的原因，多半是腸道環境惡劣、飲食中的礦物質失衡、愛吃容易引起身體發炎的食材或烹調方式。

大腸壞菌代謝動物蛋白刺激血壓升高

肉食富含鈉鹽和磷，兩者都會升高血壓。而大腸裡的「壞菌」代謝動物性食物以後產生胺（amine），胺不僅會刺激血壓升高，還是誘發人體發炎反應的毒素。所以過量攝取動物性蛋白質，不只是大便和放屁的氣味特別難聞這麼簡單，引發的後續效應比臭氣更傷人。

大腸好菌代謝膳食纖維有助降血壓

相反的，植物性食物，尤其是蔬菜水果，富含鉀鹽和鎂鹽等礦物質，具有降血壓的作用。而膳食纖維（譯按：只存在植物性食物中）是「好菌」喜歡的食物，好菌的代謝產物不僅可以降血壓，還能夠調節自律神經。植物所含的植化素（phytochemicals）有抗氧化與消炎鎮定的效果，能夠降血壓、預防動脈硬化。

㊻含糖飲料的消費量與罹病風險率的關連性

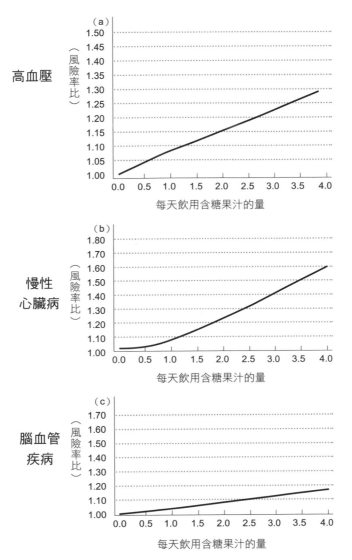

吃素降血壓、改善動脈粥狀硬化的案例，臨床上屢見不鮮。**降血壓的方法很多，可是要想改善動脈粥狀硬化，筆者認為「吃素」是最必要的前提條件。**

非精製素食飲食降壓效果佳

體質有個人差異，該怎麼吃才好，必須因人而不同，一般市售的食物，可不是誰吃都好，砂糖就是最典型的例子。飲用含糖飲料會刺激血壓升高，造成不良影響[47]。

那麼，什麼樣的素食有助於降血壓呢？無論是否有高血壓問題，筆者向來鼓勵患者平常多採用「植物性飲食」（Plant-based Diet）。**內容以非精製的天然蔬菜、水果、豆類、穀物、種子等植物為主，也就是一般通稱的「素食」**（vegetarian diet）。

然而「素食」只是籠統的概稱，吃法千變萬化，並非所有的素食流派都一定有益健康，以下請聽我娓娓道來。

◎素食與肉食的死亡率

首先看素食者與肉食者的比較，根據一項研究調查數據，素食者的收縮壓平均低 5mmHg 左右、舒張壓低 3mmHg 左右。該研究對素食的類型做了細緻的區

分比較，包括全素、奶蛋素、魚素 *、經常吃素者❹
。由比較結果可知，吃素與減鹽、運動的降血壓效
果不相上下。吃素除了有助於降血壓，其實還有比
降血壓更優質的效用，關於這一點，我會在稍後補充
說明。

素食容易維生素 D 與 B_{12} 攝取不足

有的人吃素並不刻意補充攝取蛋白質，即使如此，
也不容易發生蛋白質短缺的狀況，反倒是維生素
B_{12}、維生素 D 不足更為常見。缺乏維生素 B_{12}、維
生素 D 也是導致動脈硬化的原因之一，我在稍後詳
述。植物性食物中幾乎不含有維生素 B_{12}，所以素食
者普遍有維生素 B_{12} 不足的問題。

一項針對女性的研究，目的是釐清不同的蛋白質攝
取來源是否影響死亡率❹。結果發現，只是將總蛋白
質攝取量當中的 5%，由動物性蛋白質改為植物性蛋
白質來源，即可降低全因死亡風險 0.91 倍、降低心
血管疾病風險 0.88 倍、降低失智症風險 0.79 倍；至
於癌症，則未見統計學上的顯著性差異。

---

* 魚素（Pescetarianism），又稱「海鮮素」，是指戒吃禽畜類肉食，但仍
  食用以魚類為主的海鮮。

5% 說多不多，甚至不及一道菜的量，**只要將雞蛋換成豆腐或是納豆，即可輕易達標**，對多數人來說並不困難。這項研究為我們說明了，儘管只是做出小小的改變，都能夠發揮功效。

補充植物蛋白質，堅果比豆類好

該研究進一步比較了同樣是植物性蛋白質，豆類和堅果類哪一種更有助於降低死亡率，答案是「堅果類更勝一籌」。

增加植物性蛋白質的攝取量，意味著攝取更多膳食纖維，如果吃的是動物性蛋白質，膳食纖維量便相對減少。至於豆類和堅果類的差別，一個是豆類植物的果實，一個主要是木本植物的果實。毫無疑問的，黃豆、紅豆屬於豆類，胡桃、杏仁屬於堅果類，但是花生的身分就容易令人混淆。花生的英文「peanut」，名稱當中雖有「nut」卻不是堅果，而是豆類。市售的包裝綜合堅果，內容物其實並不完全都是堅果；巨型玉米（giant corn）的顆粒既不是堅果，也不是豆類，而是穀物的一種，購買時可要睜大眼睛看仔細。

◎罹病率與飲食生活習慣的關係

接下來我們不看死亡率，而是研究不同的飲食生活

⑭將蛋白質熱量來源的 5%，由動物改為植物，
比較死亡風險的變化

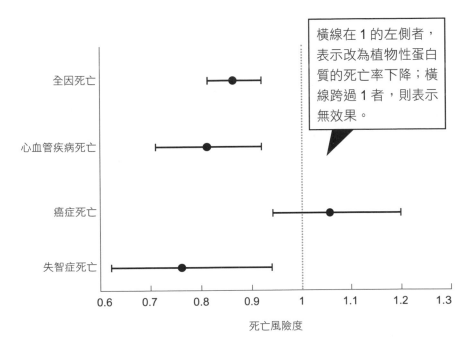

> 橫線在 1 的左側者，
> 表示改為植物性蛋白
> 質的死亡率下降；橫
> 線跨過 1 者，則表示
> 無效果。

死亡風險度

⑭引用自 Sun y, Liu B, Snetselaar L, Wallace R, Shadyab A, Kroenke C, et al. Association of major dietary protein sources with all-cause and cause-specific mortality ;the Women's Health Initiative （FS03-08-19）. Curr Dev Nutr,（2019）3（Supplememt_1）:nzz046. doi:10,1093/cnd/nzz046. FS03-08-19（部分摘錄）

如何影響罹病率。

這是一項在英國進行的研究，研究人員將受試者分成吃肉的葷食者、吃魚的魚素者、包含奶蛋素在內的素食者共三大類，追蹤長達 18 年[50]。

從統計數據來看，急性心肌梗塞發生率似乎因素食而降低，但差距太小，並不具統計學上的意義。至於虛血性心臟病、狹心症等的罹患率，魚素者和素食者則明顯降低，不過素食者的腦梗塞和腦溢血風險卻更高。再想想日本的腦梗塞病患多，而且不減反增的趨勢令人憂心，箇中的真正原因值得深入關注[51]。

素食者腦溢血風險降低

台灣的研究則是對素食者與非素食者的腦中風發生率加以比較。根據該研究，素食者的腦梗塞和腦溢血風險只有非素食者的一半。由[51]-1 可知，素食對腦溢血風險的影響比較小。而素食雖然比非素食的腦溢血風險低，不過素食者發生腦溢血的風險仍高於腦梗塞的風險。

補充維生素 B_{12} 更能降低腦中風風險

本書稍早前曾說明，早期日本人的腦中風多屬於腦部微細動脈硬化引發的腦溢血與腔隙性腦梗塞，起因多為高血壓與維生素 B_{12} 不足。

㊿葷食者、魚素者、素食者罹患虛血性心臟病、腦中風的風險比較

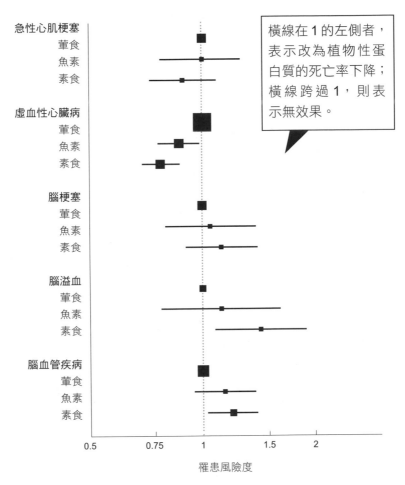

横線在 1 的左側者，表示改為植物性蛋白質的死亡率下降；横線跨過 1，則表示無效果。

罹患風險度

● ㊿ 用自 Tammy Y N Tong et al. Risks of is chaemic heart disease and stroke in meat eaters, fish eaters, and vegetarians over 18 years of follow-up: results from the prospective EPIC-Oxford study.BMJ 2019;366:148971 doi:10.1136（部分摘錄）

台灣進行的該項研究，則進一步將素食者分為維生素 B_{12} 攝取量大及攝取量小的組別加以分析。結果發現，與非素食者相比，維生素 B_{12} 攝取量少的族群在罹病風險上並未出現差異，維生素 B_{12} 攝取量多的族群則有明顯差異，且差異更大於全體素食者，其風險降至 0.27 倍（見右頁下表）。素食者容易缺乏維生素 B_{12}，只要補足這一缺失，還可再降低腦中風的風險。

每天一張烤海苔就能補足 B_{12}

　　維生素 B_{12} 多見於動物性食物，植物性食物的含量少，這也是素食者容易欠缺維生素 B_{12} 的緣故。可喜的是，海苔這種日本的傳統食材，無論是綠海苔、烤海苔或是岩海苔（譯註：泛指所有生長於岩石上的紅色海藻類），都含有維生素 B_{12}。明日葉、營養酵母（nutritional yeast，由蔗糖等的糖蜜發酵後產生的酵母）也都含有維生素 B_{12}。只要每日吃一張烤海苔，就可以滿足一天的維生素 B_{12} 需要量。

　　貝類或小型魚也富含維生素 B_{12}，非全素主義者不妨多加利用。海苔與柴魚片的搭配組合，也可以提供很好的維生素 B_{12} 來源。

　　我們無法將台灣和英國兩地的素食研究直接拿來比較，但是台灣的研究結果指出素食者的腦中風發生率較低，這該如何解讀呢？筆者個人的分析是：比對

❺ -1 定群研究（cohort study）1、2，顯示腦中風的 風險程度與素食的相關性

定群 1	風險程度比（95%CI）
腦中風	0.51（0.25，1.06）
腦梗塞	0.26（0.08，0.88）
定群 2	風險程度比（95%CI）
腦中風	0.52（0.33，0.82）
腦梗塞	0.41（0.19，0.88）
腦溢血	0.34（0.12，1.00）

❺ -2 維生素 B_{12} 的攝取量對素食者與葷食者的 腦中風風險程度影響

	風 險 程 度 比（95%CI）	ρ 相互作用
維生素 B_{12} 超過 2.4ug/ 日	0.27（0.09，0.83）	0.046
維生素 B_{12} 少於 2.4ug/ 日	0.99（0.38，2.57）	＿＿＿

❺引用自 Tina H. T. Chiu et al. Vegetarian diet and incidence of total, ischemic,and hemorrhagic stroke in 2 cohorts in Taiwan Neurology 2020；94；e 1112-e1121 H. T （部分摘錄）

雙方的飲食內容，會發現英國素食組的乳製品攝取量明顯較多，而且英國素食者的蛋白質與脂肪攝取量甚至比台灣非素食者更大；相反的，英國的素食者比台灣的非素食者攝取蔬菜水果量少。

也就是說，整體而言，台灣人的飲食比英國人攝取乳製品少，而攝取青菜水果的量較大。不但如此，台灣的素食者攝取動物性蛋白質（例如雞蛋）更少，在如此雙重功效的加持之下，倘若又增加維生素 B_{12} 的攝取，便能夠更有效降低腦中風的發生率。

健康蔬果飲食就是健康飲食型態

雖然都說是素食，其實吃法百百種。筆者曾好幾次參加美國和菲律賓的「純素主義」（veganism）相關學會，會議期間提供的餐食，當然都不含任何魚、肉、蛋、奶類食物，清一色由青菜、水果、豆類、穀物等植物性食物精心調理而成。用餐採取自助形式，與會者各自取用喜歡的菜色。

筆者觀察現場的用餐盛況，不由得深刻體會「一個純素主義百樣吃法」的個人差異。有的人以生菜、水果為主，有的人只吃豆類和穀物類，有的人什麼都來一點；有的人猛吃甜食，有的人對甜食完全敬謝不敏。因此即使是純植物性飲食，各家的食物內容也無法用「吃素」兩個字一概而論。

說得極端一點，**像爆米花、洋芋片、巧克力、罐裝果汁這類精製加工的植物性食品，也是如假包換的素食呀。**

正如同本文一開始比較了台灣與英國的飲食差異結果，筆者認為**多食蔬菜水果，增加膳食纖維的攝取，會是更為健康的飲食型態。**

◎精製食品為何有害健康？

一說到精製食品，多數人會直覺想到白糖、白米、白麵粉，其實我們平日用來烹調的食用油，也屬於精製食品。

精製食品總是遭人詬病，那是因為精製加工過程去除了植物外皮的有色部位，這些有色部位富含維生素、礦物質、抗氧化物，一經加工去除後，人體必需的微量營素養也被當成垃圾丟棄不要了。

以穀物類為例，粗糧精製後只剩下大量糖分，糖分進入人體內，快速分解為葡萄糖，本該成為細胞的能量來源；然而就在葡萄糖轉化為能量的過程中，需要維生素與礦物質參與生化反應，否則葡萄糖難以順利成為細胞的能量。進行生化反應所需的維生素與礦物質，集中在穀物的有色外皮，也就是精製加工去除的部位，少了這些營養，葡萄糖的能量代謝率就變差了。

精製食品消耗體內維生素和礦物質

　　不但如此，精製食品吃多了，還會反過來消耗體內原本有的維生素與礦物質，造成身體缺乏必要的微量元素，引發各種功能失調。精製食品常被說是「垃圾食物」，食物本無罪，如果不經過人工精製，而是完整吃下肚，那就是營養豐富的微量元素寶庫，奈何因為精製加工，把黃金變垃圾。

　　天天大啖精製加工的植物性點心零食，儘管吃的都是垃圾食物，卻也算是素食者。這樣的素食者，與那些吃蔬菜、未精製豆類和穀物類的素食者，在營養條件上的天壤之別已不言自明。

◎健康的素食者與不健康的素食者

　　同樣是吃素，健康的素食怎麼吃？怎麼吃會淪為不健康的素食？吃素的依從性強度如何區分？以下關於素食型態的分類上都有相關研究[52]。

　　本研究雖然不是絕對完整的素食分析，但仍具有參考價值。研究採取評分方式，依照「健康的素食以未精製穀物、蔬果、堅果、豆類為主，飲用茶或咖啡；不健康的素食多吃精製穀物、零食、甜點、果汁、含糖飲料」為評分依據。動物性蛋白質包括畜肉、禽

52 蔬食、健康素食、不健康素食對心血管疾病發生率及死亡率、全因死亡率密有何影響？（上半欄）

素食傾向者與非素食者（pro-vegetarian score*）的比較（下半欄）

	危險率比（95%信心區間）					
	心血管疾病發生件數	顯著性差異	心血管疾病死亡	顯著性差異	全因死亡	顯著性差異
	根據 Plant-Based Diet Index 的評分加以分類					
健康素食	1.01（0.91、1.13）	0.75	0.96（0.81、1.14）	0.38	0.90（0.82、0.99）	0.09
不健康素食	1.0（0.90、1.11）	0.85	1.08（0.91、1.29）	0.42	0.97（0.88、1.06）	0.30
葷食	1.14（1.04、1.27）	<0.001	1.30（1.10、1.54）	<0.001	1.12（1.02、1.23）	0.001
	根據 Pro-vegetarian Diet 的評分加以分類					
素食	0.95（0.86、1.05）	0.05	0.85（0.71、1.00）	0.009	0.85（0.71、1.00）	<0.001
葷食	1.15（1.04、1.26）	<0.001	0.85（1.08、1.49）	0.002	0.85（1.03、1.23）	0.007

引用自 Kim H, Caulfield LE, Garcia-Larsen V, Steffen LM, Coresh J, Rebholz CM. Plant-Based Diets Are Associated With a Lower Risk of Incident Cardiovascular Disease, Cardiovascular Disease Mortality, and All-Cause Mortality in a General Population of Middle-Aged Adults. J Am Heart Assoc. 2019 Aug 20；8 (16)：e012865, doi: 10.1161/JAHA.119.012865.Epub 2019 Aug 7.PMID:31387433；PMCID:PMC6759882 （部分摘錄）

肉、魚類、乳製品、蛋，連同所有的海鮮在內，吃得越多，素食依從性越低。

而肉食在所有項目的風險程度都上升。

◎不健康素食失去養生保健意義

根據上述研究，無論是心血管疾病的死亡率，還是總死亡率，健康評分高的素食都有降低死亡率的作用，至於不健康素食對總死亡率則未發生影響。

嚴格執行素食的團體，連同死亡在內的心血管疾病發病率也可見到下降。

接下來對照「攝取植物性蛋白質比較多的人」與「攝取動物性蛋白質比較多的人」。所謂「比較多」是指一天多攝取兩種動物性蛋白質，以及正好相反的，一天多攝取兩種植物性蛋白質食物，兩者的總死亡風險率竟相差了 10% 左右。對大多數人而言，如果只是一天多攝取兩種植物性蛋白質食物，應該不是太困難才對。

減少動物性蛋白降低心血管罹病率

再比較對高血壓的影響。吃不健康素食比例較多的人，血壓也比較高；相反的，吃健康素食比例較多的人，血壓比較低。

共通點在於，攝取動物性蛋白質的量增多，罹患心血管疾病率與總死亡率都隨之上升；只是減少動物性蛋白質的攝取，心血管疾病的罹患率與總死亡率都跟著下降（見第 121 頁表）。這項研究與稍早前所介紹另一項研究的分歧之處在於，未見到堅果類與豆類的效果差異比較。

正如同前述的英國與台灣相關研究，可以知道同樣都是吃素，飲食內容仍然充滿差異，而本文的上述研究也指出：**即使未完全拒絕肉食，只要多吃健康的植物性食物，仍然可以發揮防病功效。** 從降低風險率而言，台灣的研究顯示，不吃肉類和魚類的下降幅度較為顯著，由此可推論其效果較佳。

直白地說，**減少攝取動物性蛋白質的同時，補充未精製加工的蔬菜水果，既可降血壓，也能夠降低死亡率。**

持續吃素調整飲食永不嫌晚

「事到如今才要調整飲食，未免太晚了吧！」是否有讀者感到氣餒呢？要昭告大家的好消息是──無論何時開始調整飲食都不嫌晚。

一項更早前的研究，分析美國、英國、德國死於心血管疾病的素食者。持續吃素 5 年以上者與非素食

者相比，死於心血管疾病的比率降至 74%，已經達到統計學上的顯著性差異；吃素不滿 5 年者，則未見到顯著性差異（見第 125 頁下表）。

植物性飲食配合小斷食短期見效

然而，是否真的必須吃素 5 年以上才可見效呢？筆者個人的臨床經驗是，冠狀動脈硬化的患者以植物性飲食配合小斷食，不乏半年左右即可改善病情的實例。我主張除了吃素，還必須配合個人的狀況需求做調整，短期間可望見到良好成效。日本人食用魚類的機會普遍多於西方人，攝取 Omega-3 相對更多，攝取飽和脂肪酸的量比較少，所以正確調整飲食後更容易顯效。

素食飲食調整以 80 歲以下效果佳

以年齡別來看，80 歲以下可見到素食者死於心血管疾病的比率下降，但是年過 80 歲以後，即使是素食也未見到下降趨勢（見第 125 頁上表）。

將素食、魚素與偶爾吃肉，以及每週吃肉 1 次以上的三種人加以比較，素食者的死亡率下降最多，魚素與偶爾吃肉的人死亡率也有下降。和先前所介紹健康素食及非健康素食的研究相比，本研究的風險率之所以下降幅度更大，是因為加入了不吃素的對照群組。

❸-1 素食者與非素食者死於虛血性心臟病之人數比
（年齡別）

死亡年齡	死亡數比
<65	0.55（0.35-0.85）
65-79	0.69（0.53-0.90）
80-89	0.92（0.73-1.16）

❸-2 素食期間的長短是否影響虛血性心臟病
的死亡率比

素食的持續時間	死亡數比
非素食	1.00（參照群體）
素食不足 5 年	1.20（0.90-1.61）
素食 5 年以上	0.74（0.60-0.90）

❸引用自 T J Key et al. Mortality in vegetarians and non-vegetarians:a collaborative analysis of 8300 deaths among 76,000 men and women in five prospective studies public Health Nutrition：I（I）,33-41（部分摘錄）

從 ㊿ 研究的結果來看，為何素食對於降低 80 歲以上年長者死於心血管疾病的風險無效呢？我認為這和當年的時代背景有關，這些國家當年的飲食狀況和日本有很大不同。事實上，年過 80 歲以後，配合個人的身體狀況適度調整飲食，仍可見到效果，說明「動脈硬化可以透過飲食加以改善」，已是千真萬確的事實。

◎防止體內發炎的飲食

血管內皮細胞發炎容易引發動脈硬化。有一種高敏感性 C- 反應蛋白（簡稱 hs-CRP）檢測，可以得知體內的輕度發炎反應，檢測數值越高，說明越容易發生動脈硬化 ㊿。

「發炎」究竟是怎麼回事呢？肉眼可見的發炎，例如被蚊蟲叮咬的紅腫癢與輕微發熱，乃至疼痛的症狀，就是發炎。發炎反應也發生在人體內部，像是感冒喉嚨痛，就是一種發炎。有的人受了傷可以很快痊癒，有的人卻遲遲無法復原，這和發炎痊癒的速度有關。

想抑制體內的發炎症狀該怎麼做才好呢？多攝取富含抗氧化物質的葉菜類和水果，是抑制發炎的重要手段。

助長發炎食物會加速動脈硬化

相反的，有些食物會助長發炎反應，砂糖、高果糖糖漿、精製碳水化合物、加工肉品、多數的市售植物油、動物性蛋白質、精製穀物（尤其是小麥）等，這類食物吃多了，會加速動脈硬化。

減少動物性蛋白質的攝取，代之以較多的蔬菜，可以降低動脈硬化造成的心肌梗塞與腦梗塞風險。特別值得關注的是，同樣都是素食者，台灣與英國的研究相比，罹病率明顯降低，就是這個原因。從研究可知，在台灣，即使是非素食者，蔬果的攝取量仍多過英國的素食者。研究數據一再為我們證實了，多吃蔬菜確實有益健康。

此外，許多草藥與芳香植物也具有抗氧化作用。

◎力行減鹽意義不大

減鹽已經成為全民運動，都說不可以吃太鹹，又說二到三成的日本國民因為減鹽成功有效降低血壓。

從結論上來說，**減鹽的效益並沒有大家所認知的那麼神奇，與其極端抑制食鹽量，不如改變食鹽的種類，或許幫助更大。** 我這麼說是有根據的。

日常生活中最常見的食鹽不外乎精製鹽，也就是所謂的「餐桌鹽」，其成分 99% 都是氯化鈉。氯化鈉的化學式為 NaCl，Na 是鈉，Cl 是氯，如今大家都把氯化鈉當成「食鹽」，但其實早在食鹽尚未由政府壟斷專賣之前，食鹽是指海鹽（引海水蒸發製作而成）或岩鹽（海水因地殼變動滲入地底，受岩漿等地熱，水分蒸發所析出的鹽）。

精製氯鹽會刺激血管收縮血壓上升

氯鹽有刺激血管收縮、活化交感神經的作用，換句話說，就是會引發血壓上升。廠商雖然設法去除部分的鈉，但其實氯鹽同樣會刺激交感神經。

反觀早期大家都在用的天然鹽，除了氯化鈉以外，成分中還有一成左右的鎂、鈣、硫、鉀等微量元素，都是可以降血壓的礦物質。也就是說，天然的鹽巴原本是不會升高血壓的，甚至還有一說主張攝取天然鹽可以降血壓。

該攝取多少食鹽才好，必須視個人體質而不同，日本長年來一直是習慣多吃鹽的國家，如果減鹽過頭，反而會造成健康問題。普遍的說法是，每減少 1 公克食鹽攝取量，可降低血壓 1mmHg，日本人的平均攝取量是一天 10 公克，因此減鹽到每日 6 公克的話，應該可以降低血壓 4mmHg 才對，這樣難道不好嗎？

鹽分攝取多寡對血壓影響不大

早期日本人的鹽分攝取量平均是 17 公克，愛吃鹹的人可以到 20 公克以上，某些地區甚至吃得更鹹。你認為這樣吃太鹹了嗎？**越南的研究顯示，統計 1 日攝取鹽分從不足 5 公克到 15 公克多的人，依鹽分攝取量分別比較血壓差，發現鹽分攝取量對血壓並未造成影響**[55]。

日本的研究分成男性與女性兩組別。男性以 1 日平均攝取鹽分 8.7 公克與平均攝取 23.5 公克為取樣對象，比較兩者的血壓差，發現收縮壓差距在 4.3mmHg。女性以一日平均攝取鹽分 7.6 公克與平均攝取 20.2 公克為對象，卻未發現兩者的血壓差[56]。

這些實驗結果都與「每少吃 1 公克鹽可降低血壓 1mmHg」的普遍認知相矛盾。該研究也發現一個有趣的飲食傾向，就是受試者當中，鹽分攝取多的人，蔬菜、水果、豆類、海產物的攝取量也比較多，而鹽分攝取量少的人，肉類及乳製品的攝取量比較多。

鉀鹽和鎂鹽有助降低心血管疾病

美國的研究則指出，鈉鹽的攝取量並非重點，鉀鹽和鎂鹽的攝取量對心血管疾病的影響更大。多攝取鉀鹽和鎂鹽，可減少罹患心血管疾病[57]。鉀鹽和鎂鹽哪裡來呢？

蔬菜水果和豆類正是這些微量礦物質的寶庫 。

從以上研究可知，想預防高血壓，飲食習慣比減鹽更重要。一項研究追蹤為預防高血壓而限制鹽分攝取的人，與不限制鹽分的人，長達 20 年的統計發現，兩者之間並未出現統計學上的顯著性差異。

相反的，有研究數據顯示，減少鹽分攝取會縮短健康壽命❺❽。比起積極減鹽，適量攝取品質良好的天然鹽，並且多食用富含鉀鹽、鎂鹽以及膳食纖維的蔬菜水果，會是更有效的降血壓對策。含有豐富礦物質的天然鹽如今在一般超市都可以買到，只要產品標示氯化鈉含量在 90% 左右即可。請讀者們務必一試。

◎深呼吸也可以降血壓

本單元把目光一轉，和大家談一個有趣的話題，那就是「深呼吸如何降血壓」。

有一項針對治療頑固性高血壓（意指使用多種藥物仍無法有效降低血壓者）的研究，該研究以患者為受試對象，定期施以深呼吸治療，發現可有效降低血壓❺❾。

❺⁸ 1 日的鹽分攝取量與健康壽命的關係

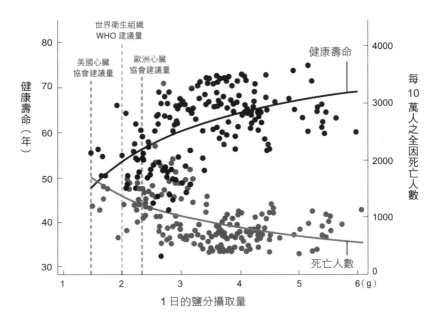

❺⁸ 引用自 F. H. Messerli et al. Soudium intake, life expectancy, and all-cause mortality European Heart Journal （2021）42,2103-2112（部分摘錄）

研究使用的深呼吸治療，雖然是以醫療裝置進行，但對一般人來說，深呼吸是隨時隨地都可以自由進行的簡單活動，最適合平日過於忙碌而難以規律運動的人。

呼吸促進肺腎機能有助調節血壓

　　吸氣與吐氣都是肺臟的運作，肺臟是少數能夠聽從我們意識操控的臟器。我們無法控制心臟搏動的快慢，也無法命令肝臟多做或少做一點工作，同樣的，無法要求胃加速或暫停蠕動，可是透過呼吸，我們能夠調節肺部活動，經由調節肺部活動同時影響其他臟器的功能，包括調節自律神經等人體系統，連帶促進腎臟功能。腎臟有調節血壓的作用，腎臟功能良好，血壓就不會爆高。

　　心臟的活動也受肺臟影響，大口吸氣時，回流心臟的血液量增加，吐氣時，回流心臟的血液量減少，一呼一吸的頻率影響著自律神經的活動。前面說到自律神經分為「交感神經」與「副交感神經」，人在精神緊張時，交感神經居於主導優勢，交感神經的作用強，血壓會升高；相反的，人在放鬆時，副交感神經居於主導優勢，血壓會降低。

⑳水分攝取量對血壓‧體溫變化的影響

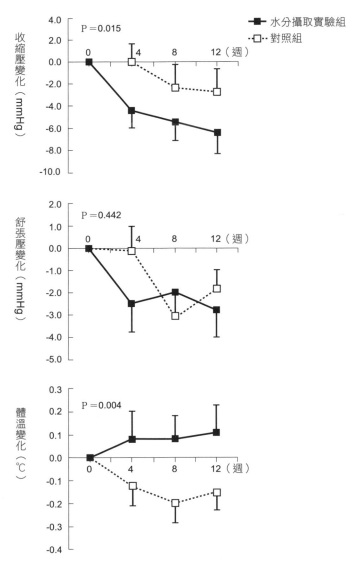

⑳引用自 Yumi Nakamura et al. Effect of Increased Daily Water Intake and Hydration on health in Japanese Adults Nutrients 2020,12,1191（部分摘錄）

焦慮緊張時，旁人常會提醒我們「深呼吸」，就是因為深呼吸能刺激副交感神經，緩解緊張情緒，同時降低血壓，也可以藉此保護腎臟。所以說，再沒有比深呼吸更簡單有效的降血壓妙方了。

◎喝水的降血壓功效

　　飲水也是有效降低血壓的辦法。現代人多數都有脫水傾向，醫學研究指出，只是在**就寢前與起床後分別補充 200 毫升的水，即可降血壓**。補充水分就能夠降血壓，聽起來或許不可思議，重點在於該研究並非補充茶水或咖啡，而是最單純的飲用水。

　　茶和咖啡都有利尿作用，會增加排尿量，結果明明攝取了水分，體內卻鬧水荒。如果不喜歡喝涼開水，也可以補充溫開水。總之，咖啡、紅茶、香草茶等的降血壓作用，都比不上白開水[60]。

◎高血壓受遺傳因素的影響有限

　　前面介紹了各種降血壓和預防動脈硬化的方法，可惜許多人深信「高血壓是遺傳病」，認為父母有高血壓、心肌梗塞病史，自己也難逃厄運，因此早早放棄希望。不容諱言，遺傳當然也是生病的可能原因之一，但是影響力卻沒有普遍認為的那麼強大。

大家聽說過「表觀遺傳學」（epigenetics）嗎？這是一門研究「如何改變遺傳基因表現」的學問。過去以為，生命體都是完全按照遺傳基因的指令複製而成，但是「表觀遺傳學」告訴我們，遺傳基因雖然記載著用來複製蛋白質的信息，但是這些信息能否發揮作用，是由「遺傳基因所屬細胞置身的環境」決定。

　　讓我打個比方解釋，遺傳基因猶如黑膠唱片或是雷射唱盤，唱盤上刻畫的歌曲就是遺傳信息，想聽歌曲的話，得選出你要的那首歌，透過電唱機播放。如果沒有播放機器，再好的黑膠唱片或是雷射唱盤也苦無用武之地。以人體來說，這部「播放機器」就是體內環境。

身體細胞環境比遺傳基因影響更大

　　人類所有的細胞都有共通的遺傳基因，無論是皮膚細胞、眼睛細胞、神經細胞，都記錄著相同的信息，而且只會從中抓取真正必要的信息來使用。如果想要一次聽完所有的歌曲，或是隨機亂抓歌曲來聽，都會造成身體出大亂子。你可以想像神經裡面出現眼睛細胞，或是從皮膚分泌出胃酸，那會是多麼錯亂的事！

「表觀遺傳學」告訴我們，經營一個良好的體內環境，可以避免不利於身體健康的遺傳基因進行複製，同時方便有利於身體健康的遺傳基因進行複製，這正是「表觀遺傳學」改變遺傳基因活動的原理。正因為改善生活習慣可以改變遺傳基因表現，因此我們完全不必因為「家族遺傳」而灰心。

◎醫學研究證實，遺傳風險比你想像中得低

　　那麼，遺傳基因實際上對人體造成多大的影響呢？遺傳風險高與低的人，因其生活習慣差異，對心肌梗塞與動脈硬化分別造成多少的影響呢？以下是關注這三項主題的醫學研究。研究將不同遺傳風險的人，按照生活習慣區分組別，追蹤觀察 19 年，加以統計分析。

　　遺傳風險是由「有無遺傳基因變異」而定，也就是說，必須視「擁有多少容易誘發病變的遺傳基因」，決定遺傳風險的高或低[61]。從心血管疾病的實際發病率來看，遺傳風險高的人發病率確實高於遺傳風險低的人。然而，即使是天生的高遺傳風險，只要遵守良好生活習慣，發病率仍低於遺傳風險低但生活習慣差的人，說明生活習慣的影響更凌駕於遺傳因素。

⑥生活習慣與不同遺傳風險 10 年間心血管疾病發生率

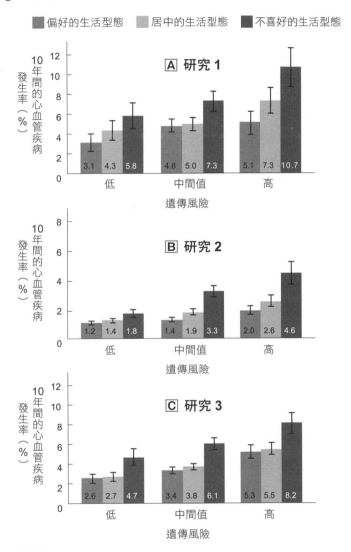

■ 偏好的生活型態 　■ 居中的生活型態 　■ 不喜好的生活型態

⑥引用自 Khera AV, Emdin CA, Drake I, Natarajan P, Bick AG, Cook NR, et al. Genetic risk, adherence to a healthy lifestyle, and coronary disease,N Engl J Med. 2016;375（24）:2349-2358.doi:10,1056/NE JMoa 1605086.（部分摘錄）

我們無法完全排除與生俱來的遺傳風險，但是可以做到調整生活習慣，乃至翻轉遺傳命定的風險。

運動及飲食習慣才是真正健康關鍵

那麼，何謂「良好的生活習慣」呢？該研究的結論是：**不吸菸、BMI 30 以下、每週至少從事 1 次 30 分鐘以上的快走或強度更大的運動、良好的飲食生活、節制飲酒。**「良好的飲食生活」包括增加蔬菜水果、未精製穀物、魚類和低脂乳製品的攝取，減少精製穀物、肉類、甜果汁、反式脂肪酸的攝取（稍後加以說明）。以上良好的飲食生活條件無須做到百分之百，只要符合過半以上就可以了。

筆者認為，該研究對運動和飲食的要求標準實屬寬鬆，與稍早提到的素食基準相比，明顯不同。從個別降低的風險率來看，戒菸可降低風險 0.56 倍，BMI 30 以下可降低風險 0.66 倍，運動可降低風險 0.88 倍，良好飲食生活可降低風險 0.91 倍。一星期僅只是至少運動 1 次，以及標準寬鬆的飲食要求，都能夠降低 1 成的發病風險，降幅並不小，證明了改善生活習慣有多麼重要。

只要有心，遺傳風險也能靠後天環境反轉

該研究裡的 4 項良好生活習慣當中，最好能夠做到 3 項以上，退而求其次的話，至少做到 2 項，最不樂見的是只能滿足 1 項，甚至連 1 項都做不到。

不抽菸也不肥胖的人，只要每週運動 1 次，就已經滿足 3 項條件，如此一來，即使是遺傳風險高的人，發病機率也可以降至與遺傳風險低的人相同。

該研究進一步將不同程度的遺傳風險與良好生活習慣的達成項目進行分析，結果發現，遺傳風險高的人達成前述良好生活習慣裡的 3 項，與遺傳風險低的人未滿足前述任何 1 項良好習慣的人，發病風險是相同的。遺傳風險低的天生優勢固然令人羨慕，但遺傳風險是可以藉由後天的生活習慣加以反轉的，至於是否願意做出改變，完全取決於個人的選擇。越是遺傳風險高的人，改善生活習慣後降低發病率的幅度越大，這麼好的誘因很值得一搏。

遺傳風險雖然高，但只要改善生活習慣即可望見到成效，甚至可以降低一半以上的發病風險。

該研究也認同「戒菸」是最能夠降低發病風險的重大因素。

◎更多關於生活習慣與心血管疾病的數據

以下是項目更為豐富的研究，對象鎖定有心血管問題的男性，結論證實改善生活習慣可降低心血管疾病62% [62]。

該研究列出 5 個項目，項目分類比起前述的研究更為細緻，分別是戒菸、BMI 25 以下、運動習慣每週6 小時對比不足者、飲食習慣、酒精依每日攝取量多寡區分。抽菸對發病與否的影響最大，只要戒菸，風險就會降至吸菸者的一半左右。

BMI 25 比前述研究的 BMI 30 條件更嚴格，不滿25 與 25 以上者，風險率相差 0.7 倍左右。

運動方面，每週運動 3.5~6 小時者，風險下降最多；運動 3.5 小時以上者，比不足 3.5 小時者，風險率降至 7 成左右。飲食方面，評分達到 42.4 分以上者，比未達 42.4 分者，風險率降至 0.75 倍。

代謝酒精的過程也會造成血壓上升

酒精攝取量在 5 公克到 30 公克的人風險最低。5公克酒精大約是 1 杯啤酒的量，30 公克酒精約是日本酒二合半（譯按：一合為 180 毫升）。酒精的代謝能力因人而異，或許無法訂出標準值，不過根據該研究，這個酒精量相比其他，風險降到 0.77 倍，對

㉒-1 健康的生活型態評分

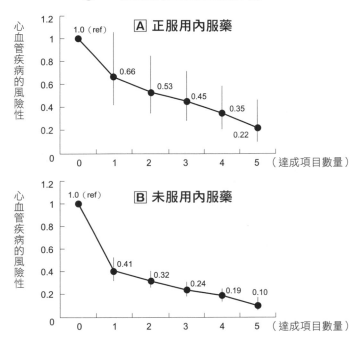

A 正服用內服藥

心血管疾病的風險性

1.0（ref）
0.66
0.53
0.45
0.35
0.22

（達成項目數量）

B 未服用內服藥

心血管疾病的風險性

1.0（ref）
0.41
0.32
0.24
0.19
0.10

（達成項目數量）

㉒-2 改變生活型態對罹患心血管疾病風險的影響

良好的生活型態	發病數比
減 2 項	1.48（1.15-1.88）
減 1 項	1.01（0.97-1.28）
未改變	1.00（ref）
增 1 項	0.91（0.79-1.05）
增 2 項	0.73（0.57-0.93）
傾向統計	<0.0001

㉒引用自 Chiuve S. E. ,Mccullough M. L.,Sacks F. M., Rimm E.B. Healthy Lifestyle Factors in the Primary Prevention of Coronary Heart Disease AmongMen.Circulation.2006;114:160-167.doi:10.1161 /CIRCULATIONAHA.106.621417（部分摘錄）

於平日喜歡小酌的人來說，無疑是個好消息。酒精5公克以下的風險率差異達到統計學上的顯著性差異，但是與30公克以上相比，則未出現顯著性差異。也許是個人體質使然，能喝的人攝取適量酒精似乎有其正面影響，遺憾的是，多數日本人的酒量都不好。而儘管每天適量小酌或許有助降血壓，卻可能造成其他傷害，因為人體代謝酒精的過程會產生乙醛，乙醛則會刺激血壓上升。

酒精也可能引發肝功能障礙，所以喝酒即使真能降血壓，卻也可能招惹更棘手的健康問題。倘若為了降血壓導致飲酒過量，絕對得不償失，千萬當心。

不吃藥搭配健康飲食反而更健康

該研究對「飲食習慣」項目的評分標準如右表。

日本人向來比較不愛吃肉，想拿到50分以上其實並不困難，只要三餐盡量吃到蔬菜水果，搭配納豆或豆腐，不吃肉類，每天吃1次魚；選擇吃番薯、蕎麥麵，不吃富含反式脂肪酸的西點麵包和速食即可。

實踐右表所列舉5種良好生活習慣的人，罹患心血管疾病的風險只有什麼都不做的人的0.1~0.22倍。再比較平日服藥與不服藥的人，不服藥的人罹患心血管疾病的風險是服藥者的一半；也就是說，不服藥的人罹病風險反而比較低。這說明了生活習慣條件相當的人，不服藥會更健康。

每餐飲食內容自我評分

檢測項目	0分	10分	7.5分	2.5分
反式脂肪酸的攝取量占總熱量的4%以上到0.5%以下	4%以上	0.5%以下	—	—
油脂當中的多元不飽和脂肪酸比例從0.1%到1%之間	0.1%以下	1%	—	—
魚和雞肉對紅肉的比例	0到4之間	4以上（素食也得10分）	—	—
水果的攝取量從0到4碗	0碗	4碗以上	—	—
蔬菜的攝取量從0到5碗	0碗	5碗以上	—	—
穀物纖維從0到15公克	0公克	15公克以上	—	—
植物性蛋白質的攝取量為0或1碗	0碗	1碗以上	—	—
補充綜合維生素5年以上	—	—	體重未過重者	體重過重者

【診斷】以上總得分，最低 2.5 分，最高 77.5 分。

● 42.4 分以上，與不足 42.4 分　前者的罹病風險是後者的 0.75 倍。

● 最低得分 2.5 分　平常不吃蔬菜水果，只愛白麵包和肉類，又總是吃速食。

從以上研究的結論來說，香菸是非戒不可，其次就是實踐良好的飲食習慣，體重也會因此自然跟著降下來。想飲酒的人可以適量淺酌。運動只需每天 30 分鐘左右的快走即可。這些條件應該都不會太強人所難，何況還不需多花錢。

該研究也探討了持續過著與上述良好生活習慣反其道而行的不良生活，後果會如何。結果發現，5 個良好生活習慣當中，如果少做到兩項，罹患心血管疾病的風險會提升到 1.48 倍。

◎保護心血管，先拒絕反式脂肪

前面說到反式脂肪酸不是好東西。什麼是「反式脂肪酸」呢？自然界中的絕大多數油脂原本是順式雙鍵的化學組成，如果順式雙鍵變為反式雙鍵，即為「反式脂肪酸」。

無論是植物油還是動物油，只要油溫超過 200 度，就會出現反式脂肪酸，而且油溫越高，變為反式脂肪酸的比例越高。此外，像牛這樣的反芻動物，消化道中也會自然合成反式脂肪酸。

所以天然食物中也可能含有反式脂肪酸，但真正危害健康的，是以人工氫化處理過的植物油所產生的反

式脂肪酸。這類精製植物油有各種各樣的名稱，像是人造奶油、烤酥油、氫化植物油等，全都屬於反式脂肪酸。用這類油脂烘焙或做菜能增進食物的口感，所以西點麵包、油炸食品、泡麵等業者都愛用。最讓我吃驚的是，就連某些日本南部的仙貝也使用這類氫化植物油製作。

人工氫化植物油是動脈硬化元兇

近年來，**氫化植物油的反式脂肪酸被歸咎為誘發動脈硬化的元凶之一，北美和歐洲率先發起強制規範，全球許多國家也紛紛跟進。** 美國麥當勞販售使用反式脂肪酸製作的食品，被消費者告上法院，指其致人於心肌梗塞，最後是消費者贏得官司，這一判例也成了廣為人知的經典。

其他像是糖尿病、過敏、發炎、血管內皮細胞功能障礙，也都疑似與反式脂肪酸有關。反式脂肪酸現在已經被認定為導致慢性疼痛的災星之一[63]。

研究數據也證實，**反式脂肪酸的攝取量越多，死亡率越高**[64]。

日本目前雖然也零星出現標榜不使用反式脂肪酸的食品廠商，但是距離普及化還有很長的路要走。至於日本現階段為何仍不規範反式脂肪酸的使用，厚生

勞動省的說法是，日本人的平均油脂攝取量低於歐美國家，並不至於因此造成健康問題。

然而，政府論述的基礎也只是個平均數字，雖然部分人士了解反式脂肪酸的危害而拒絕食用，卻也有人因為飲食偏好而大量攝取，由於不知道反式脂肪酸的可怕，將其大口大口吃下肚的人何其多。正如同前面談到國民的鹽分平均攝取量，與那些偏好吃鹹的人，攝取量差距極大，就是很明白的例子。只看平均值就斷定反式脂肪酸並不影響日本人健康，實在有欠考慮。

天然反式脂肪酸依舊有不良影響

高溫烹調會產生反式脂肪酸，所以喜好吃油炸物的人也會攝取更多反式脂肪酸。其他像是小麥粉製作的麵包、麵條，也有反式脂肪酸，而米飯就沒有這樣的問題。同樣都是日本人，偏好西式飲食和偏好日式飲食的人，反式脂肪酸的攝取量可能天差地遠，讀者們請務必檢視自己的飲食內容，並確認所吃的加工食品成分標示，看看自己吃了些什麼。

有研究報告指出，牛等反芻類動物的肉以及乳汁當中所含的天然反式脂肪酸，對人體健康無害。卻也有不同的研究主張，天然反式脂肪酸雖然沒有人工的危害大，但仍然會造成不良影響。關於這一點，各方目前還在研究的半路上未見定論。

筆者認為，吃多了動物性食物就會攝取到天然反式脂肪酸，吃多了富含 Omega-6 脂肪酸的植物油，也會攝取到天然反式脂肪酸，關於這一點，本書稍後會有說明。即使天然反式脂肪酸真的無害，但我們也沒必要積極去攝取，不是嗎？

◎ Omega-3 及 Omega-6 脂肪酸比例是健康關鍵

想要吃得健康，多元不飽和脂肪酸的攝取比例很重要。

相信讀者們都聽說過飽和脂肪酸、Omega-3 和 Omega-6 脂肪酸等油脂的種類名稱。Omega-3 和 Omega-6 皆屬於多元不飽和脂肪酸家族裡的一員，是人體不可或缺的必需脂肪酸。都說吃青皮魚對身體好，好就好在青皮魚富含的 Omega-3 脂肪酸。

簡要來說，飽和脂肪酸與不飽和脂肪酸的差別在於化學結構上的不同。組成脂肪酸的碳原子之間若有雙鍵相連，即為「不飽和脂肪酸」；雙鍵又結合更多雙鍵的脂肪酸，稱為「多元不飽和脂肪酸」。與飽和脂肪酸相比，不飽和脂肪酸的性質比較不穩定，前面講到的反式脂肪酸，就是將不飽和脂肪酸做部分「氫化」（Hydrogenated）處理，使其結構更穩定，可以

如同飽和脂肪酸一樣不易氧化。

不飽和脂肪酸只能透過食物攝取

乍聽之下，結構穩定的飽和脂肪酸豈不是更安全好用嗎？話雖如此，可是飽和脂肪酸吃多了容易引起動脈硬化，並非不易氧化就可以放膽的吃。

人體能夠自行合成飽和脂肪酸，但是無法自行合成 Omega-3 和 Omega-6 不飽和脂肪酸，所以必須從食物中攝取，它們也是人體合成「局部荷爾蒙」*（Local hormone）的原料。總之，Omega-3 抑制發炎，Omega-6 促進發炎。

對人體而言，這兩種脂肪酸缺一不可，至於是不是容易發炎、會不會發炎，就看兩者在人體內的比例。**攝取的比例多寡成為是否容易發生動脈硬化的指標，Omega-3 較多，不容易發生動脈硬化，Omega-6 較多，容易發生動脈硬化，而且這一攝取比例和心血管疾病、失智症也大有關係。**有趣的是，相關數據顯示，不同國家的人民對兩者的攝取比例出現懸殊的差異。

吃魚多的國家，人民血液中的 Omega-3 比例高，日本是其中的代表。和日本相比，北美及歐洲國家人民血液裡的 Omega-3 少得不成比例[65]。

---

* 泛指一大類在血液中不循環的信號分子，於肢體活動中釋出，主要控制平滑肌和血管肌的舒張。

⑥各國人民血清中 Omega-3 的比例

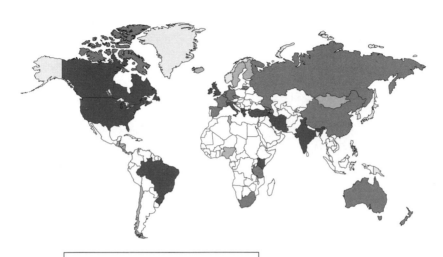

各國血清中 Omega-3 的比例

- ■ ≤4%
- ■ 4-6%
- ■ 6-8%
- ■ >8%

⑥引用自 Hathaway D., Pandav K., Patel M., Riva-Moscoso A., Singh B.M., Patel A., Min Z.C., Singh-Makkar S., Sana M.K., Sanchez-Dopazo R. Desir R. Fahem MMM, Manella S,Rodriguez I, Alvarez A, Abreu R. Omega 3 Fatty Acids and COVID-19: A Comprehensive Review. Infect Chemother,2020 Dec；52（4）:478-495.doi: 10.3947/ic.2020.52.4.478. PMID:33377319； PMCID: PMC7779984（部分摘錄）

體內 Omega-6 多易動脈硬化失智

之所以出現這樣的差異性，是受到飲食生活的強烈影響。Omega-3 主要存在於植物的葉以及植物性浮游生物，Omega-6 存在穀物和豆類中。吃海藻與植物性浮游生物的魚類富含 Omega-3，而餵食穀物與豆類的家畜含有較多 Omega-6。同理，人類吃下這些食物以後，也會受到其中的 Omega-3 與 Omega-6 的作用影響。

Omega-6 多，Omega-3 少，容易發生動脈硬化、失智症。醫學界普遍認為 Omega-3 和 Omega-6 的多寡，影響人體的過敏反應。多攝取 Omega-3，少攝取 Omega-6，身體會起良性變化，並常保健康。總死亡人數的統計分析也證實，多攝取 Omega-3 能減少死亡[66]。

現代的日本人偏好西式飲食，Omega-6 的攝取量也隨之變多了，雖然前面提到日本國民體內 Omega-3 的比例高出其他國家，然而必須警惕的是，這一比例正在逐年下滑當中[67]。**請記得減少攝取反式脂肪酸，多攝取 Omega-3，是預防動脈硬化的重要一環。**

◎鈣不只防骨鬆，還能預防高血壓

一聽到鈣，大家就會聯想到骨頭，其實鈣也關係著血壓。鈣的攝取量少而磷的攝取量多，會刺激副甲狀腺荷爾蒙分泌[68]。副甲狀腺荷爾蒙分泌多了，血壓就容易升高[69]，引發動脈硬化[70]。飲食中的鈣含量高於磷，可預防副甲狀腺荷爾蒙分泌過剩。

那麼，哪些食物富含磷呢？

磷存在於細胞裡的「能量貨幣」三磷酸腺苷（ATP）當中，所以動物和植物細胞都含有磷，動物的肌肉含磷比例多於其他部位，植物則是種子含磷比例高於其他部位。

現代飲食含磷量日益增多

磷在今日成了健康威脅，食品添加劑裡的磷酸鹽是罪魁禍首[71]。它被廣泛應用在加工食品中做為保存劑，除了添加在火腿培根等加工肉品、魚糕等魚漿製品、醃漬食品以外，便當、熟菜、冷凍食品中也都有它的一席之地，經常吃這些食物，容易攝取過量的磷。

磷酸鹽成為食品添加劑全面進入我們的食物裡，你能夠想像自己平日吃了多少磷酸鹽？它對我們的健康造成多大威脅嗎？

⑥性別、年齡別之血清脂肪酸構成比例

		男性（n=1,070）						
		40-49（n=241）	50-59（n=268）	60-69（n=262）	70-79（n=243）	80-88（n=56）	群間差 P	傾向性檢定 p
n-3 多元不飽和脂肪酸	（wt%）	8.08±2.24	9.52±2.80	10.81±3.20	10.38±2.72	10.7±3.00	<0.01	<0.01
α- 亞麻油酸	C18:3n-3	0.81±0.25	0.89±0.28	0.85±O.25	0.92±0.28	0.94±0.27	<0.01	<0.01
EPA	C20:5n-3	1.94±1.02	2.55±1.41	3.12±1.65	2.78±1.34	2.97±1.54	<0.01	<0.01
DHA	C22:6n-3	4.67±1.22	5.36±1.39	6.05±1.63	5.89±1.43	5.96±1.46	<0.01	<0.01
n-6 多元不飽和脂肪酸	（wt%）	37.68±4.07	36.19±4.38	35.11±4.38	34.82±4.38	34.67±3.90	<0.01	<0.01
亞油酸	C18:2n-6	29.82±3.98	28.9±4.11	27.96±4.27	27.94±4.16	27.64±3.92	<0.01	<0.01

		女性（n=1,098）					群間差 P	傾向性検定 p
		40-49（n=263）	50-59（n=259）	60-69（n=261）	70-79（n=245）	80-88（n=70）		
n-3 多元不飽和脂肪酸	（wt%）	7.81±2.02	9.41±2.42	10.14±2.34	10.54±2.74	9.84±2.65	<0.01	<0.01
α-亞麻油酸	C18:3n-3	0.75±0.19	0.89±0.20	0.89±O.35	0.91±0.24	0.87±0.24	<0.01	<0.01
EPA	C20:5n-3	1.73±0.97	2.52±1.32	2.64±1.23	2.75±1.40	2.43±1.26	<0.01	<0.01
DHA	C22:6n-3	4.72±1.08	5.36±1.16	5.85±1.20	6.10±1.38	5.76±1.56	<0.01	<0.01
n-6 多元不飽和脂肪酸	（wt%）	40.05±3.28	38.27±3.74	36.69±3.70	35.30±3.72	34.94±3.73	<0.01	<0.01
亞油酸	C18:2n-6	32.09±3.28	30.58±3.72	29.14±3.79	27.90±3.68	27.81±3.83	<0.01	<0.01

● [67] 引用自大塚 礼 等 地域在住中高年男女における性・年齢群別の血清脂肪酸構成比率 日本栄養食糧学会誌（0287-3516）66 巻 3 号 Page147-153（2013.06）2013328171, DOI: 10.4327/jsnfs.66.147（部分摘録）

磷酸鹽染指加工食品，而生鮮蔬果也普遍遭到磷的
汙染。現代農業大量使用磷做為栽種作物的肥料，
種出了含有大量磷的蔬菜。查看最近數十年農作物
中鈣和磷的含量變化，可以知道鈣一直在減少，磷一
直在增多。

筆者平日盡量選擇無農藥、無化肥栽培，或是當季
盛產的蔬菜。因為正值產季，不需施加太多肥料也
能夠保證收成。

吃青菜雖然可以攝取豐富的鉀和鎂等礦物質，但是
磷的問題也必須考慮。如果無農藥、無化肥栽培的
蔬菜不好買，那就盡量選擇當季盛產的蔬菜，有助於
預防和改善動脈硬化。

◎日曬、維生素 D，可控制血壓

說到鈣與磷，就一定要提到維生素 D。

都說維生素 D 可以強壯骨骼，其實它也牽動著血
壓，並且和動脈硬化的形成有關。此外，它與人體全
身上下的所有部位都有牽連，與其說它是維生素，不
如說是荷爾蒙會更貼近其性質（譯註：維生素 D 是
一種親脂性類固醇衍生物，屬於荷爾蒙的前驅物）。

人體可以自行合成維生素 D，原料是膽固醇，透過
皮膚吸收紫外線，加以轉化成非活性維生素 D。

⓻日本的國民飲食與糖尿病患人數變化

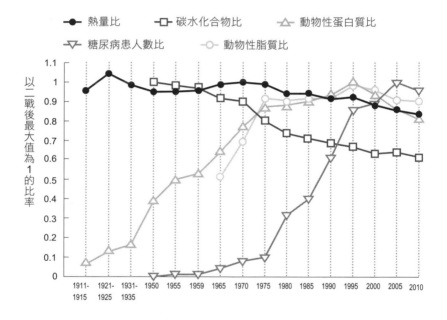

體內維生素 D 過多和過少都會引發動脈硬化

非活性維生素 D 需要經過肝、腎的代謝，轉化成活性維生素 D。副甲狀腺荷爾蒙增多時，由腎臟代謝的維生素 D 會過度增加。在腎臟代謝的維生素 D 比例升高，就容易引發動脈硬化。那麼，維生素 D 少一點是不是比較好呢？研究發現，維生素 D 的血中濃度降低，全因死亡率會相對升高[72]。更棘手的是，全身的維生素 D 濃度降低，由腎臟代謝的維生素 D 也會升高。

經由肝臟代謝的維生素 D，理想值應該在 50~70 ng/ml；如果在 30 ng/ml 以下，表示維生素 D 略有不足；若在 20 ng/ml 以下，說明身體已經缺乏維生素 D。

維生素 D 有調節血中鈣濃度的作用。血液中鈣濃度升高，就會在不該發生的地方發生鈣鹽沉積，引發異位性鈣化，動脈硬化就是其一。所以維生素 D 太多了或太少了，都容易引發動脈硬化[73]。

現代人普遍維生素 D 攝取不足

維生素 D 是身體必要的維生素，最近的研究數據顯示，大多數現代人普遍維生素 D 不足[74]。尤其是嚴格的素食主義者特別容易缺乏維生素 D，而冬季時節發生維生素 D 不足的狀況更為嚴重[75]。這是因為

動物性食物裡的維生素 D 含量較為豐富，而冬季的日照相對少，體內合成的維生素 D 跟著減少。同理，冬季憂鬱症也和維生素 D 不足有關。

菇蕈類受日照後，會生成維生素 D 的前驅物質，所以植物性食物中的乾香菇和乾木耳含維生素 D 比較多。

平日多曬太陽，多攝取含磷少而鈣質多的葉菜、乾木耳和乾香菇，還有沙丁魚、鮭魚、鯡魚等魚類，都是富含維生素 D 的好食材。充足的維生素 D 不僅有助平穩血壓、預防動脈硬化，也照顧到整體的健康。

◎日本飲食習慣今昔大不同

讓我們稍微審視一下現代日本人都吃些什麼？

日本人向來以「三菜一湯」為一頓飯的基本要求。這裡的「菜」指的是青蔬。然而調查發現，日本人現在最常吃的家庭料理已經遠遠偏離了「三菜一湯」的內容，吃的是漢堡、炸雞、咖哩、餃子、可樂餅和肉類，全都是 Omega-6 脂肪酸為主的食物，又因為雙薪家庭增多，加工食品的攝取量也跟著增加。

在這樣的飲食生活之下，罹患慢性病的日本人有增無減，儘管國民平均壽命增長，但是病痛的人口也不斷成長。

根據二次世界大戰前的國民死亡原因統計可知，結核、肺炎、腸炎等感染性疾病是當年奪命的主要原因。大戰以後，感染性疾病得到控制，扣除年紀輕輕就死於感染的國民，日本人的平均壽命得以一再延長。前幾天和病人話家常，聊到先祖輩幾歲過世，發現當年的人要不是早在乳幼兒期夭折，就是活到 80 歲左右的高壽，二者平均一下，大約就是 40 歲左右，難怪常聽說以前的人平均壽命 40 歲，其實是短命之人與長壽之人的平均值。

飲食習慣改變，引發現代疾病上身

本書稍早前說明腦血管疾病的主要發病種類，隨著時代背景而變化，腦溢血的人少了，但是腦梗塞的人變多了，在此同時，死於腦血管疾病的人也在減少當中。想必這也是國民平均壽命延長的原因之一。筆者認為，飲食環境變化帶來足量的維生素 B_{12}，是一大助力。隨著動物性蛋白質的攝取量增多，以及冬天也能夠吃到蔬菜，都為國民的健康與長壽貢獻力量。

但是另一方面，癌症與心血管疾病卻多了起來，糖尿病人口更是爆發性成長。

為了探究其中原因，厚生勞動省透過國民健康營養調查，追蹤日本國民的飲食內容變化❼⑥。調查發現，

國民飲食減少的是總卡路里、碳水化合物、植物性蛋白質與食物纖維的攝取量，增加的是動物性蛋白質與動物性脂質，以及所有脂質的攝取量。可以確定的是，這一飲食內容的變化影響了國民死因。

減少攝取動物性蛋白才是健康關鍵

大家都認為碳水化合物是引發糖尿病的罪魁禍首，醫療衛教總是要糖尿病人限制卡路里，然而多年來國民攝取的總卡路里一直在減少，碳水化合物如果真是引發糖尿病的主因，那麼糖尿病人口應該減少才對，事實卻正好相反。

我們看到的是：國民全體的動物性蛋白質攝取量增加，糖尿病患也增多，同樣的，過敏和癌症人口不斷成長。

前面提到的所有飲食相關研究，都指向「減少動物性蛋白質攝取、多攝取植物性蛋白質及膳食纖維（未精製穀物、蔬菜、水果）」，是有利於健康的基本飲食內容。無論是心血管疾病、總死亡人數還是癌症，都可以看到上述基本飲食內容降低了罹病與死亡風險。只要是一路閱讀到這裡的讀者，就能明白筆者所言不虛。然而現在的日本國民飲食內容卻反其道而行。

◎可以降血壓的飲食，也能夠降低失智風險

今後日本必須擔心的疾病之一，就是失智症。社會高齡化帶來失智症患者增多，醫療和看護的負擔將更為吃緊。

前面稍微提到 Omega-3 與失智症相關，今後的高齡人口會是以「團塊世代*」為主的一代，也是開始大量攝取動物性脂質與蛋白質的一代。研究顯示，日本國民血清中的 Omega-3 隨著年齡層下降而遞減，Omega-6 則是隨著年齡層下降而增多。雖然不能夠確定這是年紀使然，還是飲食造成，不過可以確知的是，50 歲世代的人體內 Omega-3 偏低，並非好現象（請見第 152 頁的表）。

從高血壓與失智症的相關性可知，中年期的高血壓會提高將來罹患失智症的風險，但是高齡者的高血壓與失智症的關連性並不明朗，有一推測是「高齡者的認知功能有可能隨著血壓降低而減低」[77]。

從健康飲食習慣徹底杜絕現代病

有研究指出，1 天攝取 1 盤以上青菜，可以降低失智症風險[78]。

---

* 團塊世代是指日本戰後出生的第一代，狹義指 1947 年至 1949 年間日本戰後嬰兒潮出生的 800 多萬人。

失智症又稱為「大腦的糖尿病」。台灣的研究發現，中年時期增加蔬果攝取量，同時減少動物性食物的攝取，可降低失智風險達 0.8 倍左右。

失智症的遺傳要因與生活習慣的相關性研究指出，失智症和心血管疾病同樣都可以事先預防、降低風險 ❼❾。本身即使有家族的遺傳病史，只要維持良好生活習慣，仍然可以防患於未然。改善生活習慣的重點應放在戒菸、少酒、多運動、正確飲食。

也就是說，高血壓、糖尿病、心血管疾病、腦中風、癌症、失智症都屬於生活習慣病。與生俱來的遺傳雖不是毫無影響，但是改善生活習慣仍舊能為我們降低罹病風險。

◎改善生活習慣，省錢又能兼顧健康

國外研究顯示，降血壓的專業生活指導頗具經濟價值，平均一人要花費數百美金 ❽⓿。換算下來，相當於數萬日圓。

這筆金額看似不小，但是藉由生活指導，排除引發高血壓的風險，有效防病於未然，比起日後為了治病所耗費的醫療成本，這數萬日圓真是太值得了。一邊是數萬日圓的生活指導花費，一邊是 300 萬日圓的醫

療費，何者更經濟有效，不言自明。不但如此，萬一發生心肌梗塞或腦梗塞，醫療支出更是倍數膨脹，而這些大筆花費原本是可以避免的。生活指導對個人來說具有極大的經濟效益，可是對醫療界而言，卻是無利可圖。

矯正生活習慣不一定都要假手專業人士，在當今的網路時代，只要上網就能夠遍覽各類資訊，書報雜誌等出版品同樣唾手可得。透過自我學習，不須數千日圓也能夠在家自行修正不良生活習慣。

筆者的診所不乏為了高血壓和動脈硬化前來求診的病人，許多人都透過生活指導和斷食改善了病情，證明修正不良生活習慣確實可以改善動脈硬化。

筆者參加在美國舉辦的「植物性營養保健會議」（Plant-Based Nutrition Healthcare Conference），會議上發表了許多真實案例，這些心肌梗塞病人透過飲食和運動，未使用任何藥物就治好了冠狀動脈狹窄，連同癌症與類風溼性關節炎也都得到治癒。

就算只吃「方便素」，有改變就有效果

會議上特別推崇純素的「維根飲食」（Vegan Diet），要求完全不攝取動物性蛋白質，就連食鹽和油脂也不吃。治療期間雖然每天三餐照吃，不過內

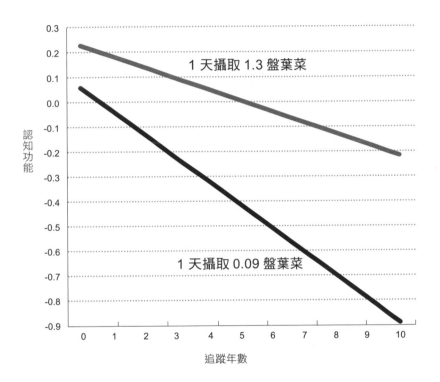

●大量攝取葉菜的群組與攝取最少葉菜
的群組在認知功能方面的比較

認知功能

1 天攝取 1.3 盤葉菜

1 天攝取 0.09 盤葉菜

追蹤年數

●引用自 Morris M. C., Wang Y., Barnes L. L., Bennett D. A., Dawson-Hughes B., Booth S. L.（2018）.Nutrients and bioactives in green leafy vegetables and cognitive decline: prospective study. Neurology 90 e214 -e222.（部分摘錄）

容都必須遵守上述原則。若非已經有相當的自覺症狀者，一般人恐怕很難貫徹到底。筆者認為，**在治療疾病的非常時期，應該謹守嚴格的飲食紀律，等到病況改善以後，不妨漸漸放寬要求。**畢竟從前面的諸多研究結論可知，即使未能做到百分之百，仍然具有預防疾病的作用。病人想要如何過日子，決定權不在醫生，而是病人自己。

我平日吃方便素，做菜放鹽也放油，基本上要求自己不吃魚、肉、蛋、乳製品和砂糖。感覺上似乎只是「做半套」，雖然如此，還是有其預防疾病的效果。

◎三餐飲食以日本傳統和食為主

你是否常聽人說，自從吃素以後，都快找不到東西吃了。外食族吃素，選擇的確很有限。如今的外食幾乎都是魚、肉、碳水化合物當道。套餐、定食的菜單看來看去不外乎動物性食物與碳水化合物等主食。中式料理雖然有少許蔬菜，不過也只是點綴而已。西餐更是以魚類和肉類為主，前菜的蔬果只是少量陪襯。速食更是碳水化合物的天下，最後以肉類收尾。這些外食裡的蔬菜水果寥寥無幾，充斥著精製碳水化合物、肉類和油脂，與前述的理想飲食內容，可說是大相逕庭。

傳統日式飲食富含植物性蛋白質

如果必須外食，建議選擇日式蕎麥定食這類套餐。筆者認為日本傳統的和食與素食是良配。和食的豆腐與納豆都富含植物性蛋白質，以及植物性發酵食品的營養。發酵過的食物具有強烈的風味，即使沒有動物性蛋白質，其甘美的鮮醇味也能夠提味生香。在日本比較少見純素的飲食，幸好我們本來就是少攝取動物性蛋白質的人種。

在我看來，傳統和食是講求清淡細緻的料理，缺點是生菜吃得少，葉菜類的量不足，而且一不小心就吃多了砂糖和碳水化合物。我們常會說某道菜很下飯，讓人胃口大開，可以一口氣吃下好幾碗飯，就是因為日本人以碳水化合物為主食。

米飯和其他穀物類相比，蛋白質含量高，這是它的一大優點，不過讀者們從稍早前引用的研究結果也都看到了，這種多吃穀物、少吃青菜的飲食內容並非理想的健康飲食。然而，日本人有「白米飯信仰」，獨尊精輾的大白米，把混合多種雜糧的多穀米和貧窮聯想在一起。事實上，避免多吃精製碳水化合物才是理想的飲食習慣。

主食可選非精製糙米或蕎麥麵

糙米是未精製的米，正因為口感不討好，所以無法像白米飯那樣讓人一口接一口，也就比較不擔心吃過量。烏龍麵、麵線、義大利麵、拉麵都是白麵粉加工的主食，這類精製碳水化合物最好少吃一點。想吃麵食的話，可改吃未去殼蕎麥做的田舍蕎麥麵或玄蕎麥麵＊（糙蕎麥麵）等未精製的碳水化合物。在此附帶說明，日本常用的「三溫糖」外觀雖然是淺米黃色，卻是如假包換的精製糖。

非油炸烹煮還可預防體內發炎

傳統和食的烹調多半不太額外添加食用油，以蒸、涮、煮為大宗。煎炒炸這類高溫烹調，過程中容易產生反式脂肪酸，油脂也會酸敗劣化。此外，現在的烹調用油多數是容易引起發炎的 Omega-6 脂肪酸，如果以「少油」以及「少油炸」的日本傳統和食為主要選擇，還可預防體內發炎。

從結論上來說，多吃青菜水果，食用適量未精製碳水化合物，少量攝取小型魚，這樣的日本傳統和食是有益健康的長壽飲食。

＊ 田舍蕎麥麵和玄蕎麥麵都是以不脫殼的蕎麥磨粉製作，所以外觀呈現灰褐色，麵體的味道也比較濃。

◎全球長壽區生活習慣相近

有一本名為《Blue Zones *》的書，內容是調查全球長壽地區的居民生活。該書指出，這些地區百歲以上**健康人瑞都有一些共通的飲食特徵及生活習慣，包括多吃蔬菜水果、每星期吃數次中小型魚、吃未精製穀物、平日在地勢多起伏的環境勤走動。** 筆者並不鼓勵攝取乳製品，不過有些長壽地區常吃新鮮發酵的天然乳酪。 必須特別聲明的是，他們所食用的乳酪是當地農家遵古法製的傳統天然乳酪，並非日本超市販賣的加工乳酪（Processed Cheese）或以商業手法製造的乳酪。

市售特級橄欖油多有仿冒品

常聽人說橄欖油有益健康，地中海一帶確實經常使用橄欖油，一部分長壽地區也大量使用橄欖油，不過在日本市面上常見的橄欖油與這些地區食用的橄欖油品質大不相同。

---

* 由國家地理雜誌暨紐約時報暢銷書作家 Dan Buettner 所組織的研究團隊，針對全球長壽地區進行研究，並且將世界最長壽的 5 個地區稱為「藍色區域」，分別是義大利薩丁尼亞（Sardinia）、希臘伊卡利亞島（Ikaria）、日本沖繩、哥斯大黎加尼科亞（Nicoya）、美國加州羅馬琳達（Loma Linda）。

日本的橄欖油評鑑標準不同於世界標準，在日本號稱「Extra Virgin Olive Oil」（特級初榨橄欖油）的油品，很多是冒牌貨。不只是日本如此，世界上以「Extra Virgin Olive Oil」銷售的橄欖油，充斥偽造產地或濫竽充數的劣質貨。地中海沿岸的長壽地區所使用的特級初榨橄欖油，與日本市面上流通的有可能根本不是同一等級的油品。

◎沖繩為何失去日本第一長壽縣的寶座？

現今的日本已經屈服於「便利」二字之下，過去的長壽地區也風光不再。以前說到日本的第一長壽縣，絕對非沖繩莫屬。當年還不知何謂 Spam （譯按：美國罐裝食品品牌 Spam 生產的午餐肉罐頭，曾蔚為風行）、 TACO RICE （墨西哥飯）的沖繩，長壽飲食在於多吃番薯。但是二次世界大戰後，當地的飲食內容發生重大改變，導致沖繩從日本第一長壽縣的寶座上跌了下來。

長壽村民常吃雜糧、小型魚和黃綠色蔬菜

日本早期也有一位醫師，像《Blue Zones》那樣從事長壽村的研究，並且出版了《日本の長壽村 短命村》一書。作者近藤正二教授＊在書中說道：長壽

村的特徵是多數年過 80 歲的居民依然老當益壯,從事生產勞作,而短命村的居民則是年過 40 歲就病痛纏身,難以正常勞作。

日本短命村的飲食特徵為多吃白米飯和大型魚,少吃豆類和黃綠色蔬菜。相反的,長壽村少吃白米飯而常吃多穀物混合的雜糧,愛吃豆類,經常補充小型魚,並且多吃黃綠色蔬菜。和《Blue Zones》的長壽地區一樣,日本長壽村的居民必須經常在地勢起伏的環境裡走動,這樣的地理環境容易造就長壽村。

容我在此分享一個有趣的題外話。近藤正二教授在著作中提到,有些村落的男性短命,女性卻長壽,令我印象深刻。這樣的村落中,男性主要吃白米飯、魚類和肉類,女性則多吃青菜和豆類,也就是男性和女性的飲食內容有別,造就了壽命的落差。飲食內容之所以出現性別差異,究竟是男尊女卑社會下,女性為早日擺脫丈夫的束縛而故意為之,還是出於「以夫為尊」的認知,將貴重食物留給男性享用,我們不得而知,但是身為男性的讀者們,如果府上的賢妻每

---

* 近藤 正二(1893 年～ 1977 年)為日本醫師、衛生學者、醫學博士、東北大學名譽教授。其耗時 36 年,親自走訪日本全國進行實地考察,可說是日本近代長壽學的鼻祖。

天在餐桌上不斷向你勸進大魚大肉，可要當心這是有
計畫的殺人行動呀！（笑）

現代化精製飲食習慣如同短命村

回到正題。短命村的居民年紀輕輕就無法勞動的特
徵，正好吻合動脈硬化的表現。動脈硬化引發腦中
風，導致不良於行，或是因此罹患狹心症，都令人無
法正常勞動。現在的日本飲食，基本上是精製碳水
化合物與動物性蛋白質，正好和短命村的飲食內容一
致，日本國民變得如此體弱多病，也只是剛好而已。

◎有助降血壓的食物

前面已經說明如何吃可以預防動脈硬化和降血壓，
以下討論相關的好食材。

電視節目或報章雜誌上經常發表「降血壓食材」特
輯，有的人說有效，有的人則搖頭說無效，影響效果
的原因之一，就在於個人的生活習慣。

生活習慣良好，血壓不高的人，使用這些食材容易
見效；但是話說回來，這些人的血壓原本就不高，自
然也稱不上「效果」。至於生活習慣差的高血壓患
者，血壓仍有很大的調降空間，可是「不良生活習慣

形成的阻力」倘若超過了「攝取有益食材帶來的助力」，那麼所謂「有益食材的助力」就如同杯水車薪，當然難以見效。

所以筆者建議大家，在攝取有助降血壓與減緩動脈硬化食材的同時，也要改善生活習慣，兩者齊頭並進，才能夠收到實際效用。

蔥類：生吃熟食都有功效

洋蔥預防動脈硬化的功效廣為人知，不過有效的不只是洋蔥而已，長條狀的青蔥也有作用**81**。

一般都說生鮮的蔥效果好，其實加熱煮熟的蔥也有功效。洋蔥和梅子醋都可以降血壓，筆者喜歡將洋蔥切薄片，以梅子醋醃漬後一同食用。梅子醋醃漬洋蔥也是很好的下酒菜，配上鋪滿盤底的高麗菜絲，著實鮮脆爽口。

梅子醋：抑制升壓荷爾蒙、保護血管

梅子醋是高鹽分的食材，有的人或許因此忌諱不敢用，但是它卻有著降血壓的效果。日本傳統的鹹梅乾也一樣。根據實驗結果，鹹梅乾能抑制升壓（血壓）荷爾蒙。此外，鹹梅乾所含的多酚（polyphenol）還有抗氧化作用，可以保護血管。

大蒜：硫化氫能擴張血管降血壓

大蒜也是軟化血管壁的健康食材，並且有活化免疫力的功效。大蒜與洋蔥都含有硫化物，而大蒜素（Allicin）等有效成分也是大蒜之所以備受推崇的原因。一說到硫化物，大家或許會和硫磺溫泉的刺鼻氣味聯想在一起。

硫磺溫泉的一大作用，就在於其中的硫化氫成分，大蒜和洋蔥的硫化物，進入人體後會轉變為硫化氫，發揮擴張血管的作用，達到降血壓的效果。筆者偏好的溫泉當中，也有高濃度的硫化氫，經常泡這樣的溫泉可以改善血液循環、促進健康。

不但如此，硫化氫能提升人體內「穀胱甘肽」（Glutathione）的濃度。「穀胱甘肽」是一種抗氧化酵素，負責細胞的代謝與排毒。大蒜的保健效用族繁不及備載，而這麼多的好處，只要吃一點大蒜就可以輕鬆獲得，真是再好不過。

白蘿蔔：減少高溫炸物帶來的氧化物

白蘿蔔是筆者愛吃的蔬菜之一，它也有降血壓的作用。尤其是櫻島白蘿蔔＊所含的有效成分更是豐富[82]。

＊ 櫻島蘿蔔因原始栽培地日本鹿兒島縣的前櫻花島而得名，為日本蘿蔔的一種特殊品種，也是世界上最大的蘿蔔品種，一般重量約為 6 公斤。有質地細緻、味甜、久煮不爛的特點，適合用於關東煮。

白蘿蔔助消化的作用看似和降血壓沒有直接關係，不過將它與油炸食物一起吃，可以解油膩助消化，並且抑制氧化，減少食用油在高溫烹調過程中氧化所造成的不良影響。下次吃炸物時，務必搭配白蘿蔔泥和薑泥。

蕎麥：可抗氧化強化腸道黏膜

蕎麥的芸香苷（Rutin）成分，具有抗氧化、降血壓的作用[83]，並且有助強化腸道黏膜。

在日本，蕎麥通常用來做成麵條或是小麵糰食用，其實用蕎麥粉也可以做成像可麗餅那樣的薄餅皮，日本有些地方則是直接把整顆蕎麥煮成蕎麥粥。這麼好的食材值得變化多種多樣的吃法，廣泛加以利用。

納豆：含納豆激酶和維生素 K 可溶血栓防骨鬆

納豆已經被證實有降血壓作用[84]。

納豆所含的納豆激酶（Nattokinase）是一種可以溶解血栓的酵素，而納豆富含的維生素 K 也有預防骨質疏鬆與動脈硬化的作用。

葉菜類：完整食用全株植物效果更佳

本書前面已經對葉菜類降血壓的功能做了許多說明。

筆者一再重申葉菜有效降血壓的原因之一，就是其中富含維生素、礦物質、植化素（phytochemicals）等營養成分。

而與其探討個別成分的作用，不如說是所有成分之間產生的交互作用，效果更值得期待。畢竟蔬菜內含的營養物質，都是植株為了成長乃至開枝散葉、綿延子孫所製造，成分比例達到自然的絕佳平衡，我們完整食用全株植物，可以取得最佳組合的功效。讓本自俱足的全株成分彼此發揮加乘效果，這是個別營養素所遠遠不及的，也正是「一物全食」強調的概念。

筆者將自己喜愛的食材一字排開，有白蘿蔔泥配青蔥、納豆、梅醋、蕎麥、葉菜，這些食材正好可以做成一頓飯菜。其他有助穩定血壓的蔬菜還有很多，重點是要選擇當季盛產的作物最理想。

◎腸道健康，血管跟著變好

接下來，我們把話題轉入腸道環境的探討。從結論上來說，腸道環境惡劣，容易導致新陳代謝症候群、高血壓和動脈硬化[85]。

人體藉由消化吸收作用，將食物化為自己的血肉，實際的流程主要是：嘴巴將食物吃進來，經過牙齒咀

嚼後吞嚥到胃裡，在胃液中攪拌後，食糜一點一點地流入十二指腸，與胰液混合，在小腸中分解為更小分子的營養，經腸壁吸收利用；未能吸收的食糜進入大腸，大腸壁取走其中的水分和礦物質以後，剩下無用的糟粕成為糞便。

你認為這就是身體消化吸收食物的全貌了嗎？其實這中間省略了一個重要環節沒有交代，它和腸道的細菌有關。人體的腸道幽暗溫暖而潮濕，你能想像消化到一半的食糜停留在這種地方，會發生什麼樣的變化嗎？是的，就是腐敗。人類吃進肚子裡的食物會在腸道腐敗，尤其是在大腸。

發酵與腐敗有何不同呢？兩者都是微生物的作用，對人體而言，好處多的就是發酵，好處少的就是腐敗。說穿了，這也是人類的主觀認定。外國人見到納豆，認為是腐敗的大豆，但是多數日本人（關西人除外）卻堅稱它是發酵食物。

腸道細菌製造人體需要的神經傳導物質

食物在人體的腸道內同樣會被腸道的細菌分解，常聽人說腸道有好菌和壞菌，好與壞其實也是從人類的觀點而言。對腸道的微生物來說，人類不過是載著它們到處移動，並且供應它們營養來源的「抬轎人」罷了。

腸道細菌在我們的腸道內活動，賦予我們無數的寶貝。我們和腸道菌共享的世界，遠遠超乎我們所知，營養來源就是其一。細菌為了活命，同樣需要碳水化合物與蛋白質，也會使用維生素和礦物質。細菌運用這些營養進行發酵，製造各種神經傳導物質，包括人體所需的血清素（Seretonin）和 GABA（γ-aminobutyric acid，γ-胺基丁酸）、荷爾蒙的前驅物質和細胞激素（cytokine）。

我們的飲食習慣、運動習慣都會影響體內的腸道菌，而腸道菌製造的物質也參與了人體所有的身心運作。人類是彼此相互扶持的群體動物，事實上，光只是同類互助還不夠，我們的生命必須仰賴大量細菌的支援[86][87]。

◎在腸道養成的高血壓

腸道裡的環境會改變我們的情緒。今天排便特別順暢，是否讓你感到沒來由的好心情呢？會這麼輕鬆舒暢，不只是因為排便的順暢感，更要歸功於腸道菌製造的健康物質，為我們帶來順暢的排便與神清氣爽的好心情。

回到本書的主題「高血壓」。**腸道菌帶來的不完全都是好事，也可能對人體產生不良作用，例如，在腸道內製造胺類（amine）導致血壓升高。** 胺類是腸道菌代謝胺基酸之後的產物，這類物質參與了腦中風和心肌梗塞最後的致命一擊。

蛋白質攝取越多，腸道內胺類就越多

那麼，腸道內的胺類多寡是由誰決定的呢？答案是「由我們的飲食內容決定」。人體是由食物經過消化吸收以後轉化的物質所組成，腸道胺類物質生成的材料是胺基酸，而胺基酸的來源正是蛋白質。蛋白質攝取越多，腸道裡的胺類越多。

腸道菌的菌群會受到宿主的飲食偏好所左右。**所謂的「好菌」喜歡吃膳食纖維，也就是蔬菜、水果、未精製穀物；所謂的「壞菌」喜歡動物性蛋白質，也就是魚、肉、蛋、乳製品。我們可以說，能夠降低腦梗塞、心血管疾病風險的飲食，就是養好菌、少壞菌的飲食。**

◎植物性食物逆轉高血壓

再次強調，植物含有「植化素」這類抗氧化物質。動物必須藉由呼吸氧氣取得能量，過程中會產生氧化

的毒素「活性氧」。**生物本身具備去除活性氧的生理功能，但是這樣的功能會隨著年紀漸長而降低，人體一年年老化，帶來更多疾病，去除活性氧的生理功能也越來越差，需要植化素來補足身體抗氧化的能力。**

「植化素」是一個成員非常複雜的大家族，種類繁多，功能各異，有的可以去除活性氧，有的抑制發炎，有的能夠活化細胞的粒線體，有的提升免疫細胞的活性，有的激活荷爾蒙作用……

不僅如此，植物富含的維生素和礦物質，都是身體維持良好狀態所必須的微量元素。大正時期（1912~1926 年），日本國民主要的死亡原因之一就是腳氣病，起因於維生素 B_1 不足。糙米富含礦物質和維生素，但是白米（精米）去除了這些寶貴的營養成分，腳氣病就是食用過多的白米造成。

植物性食物含人體需要營養素

如今的飲食內容十分豐富，雖然不至於嚴重缺乏營養，但是維生素不足而毛病不斷的人所在多有。容易疲勞、口內炎、濕疹、肌肉疼痛、神經痛等，往往是維生素 B 群不足所引起。肉類不含有植化素，精製穀物、蔬果或豆類在加工過程中也會流失維生素和礦物質。多吃精製和加工食物，不僅缺乏膳食纖維，

也一併失去各種各樣的寶貴營養素。

比方說，鎂這種礦物質可以擴張血管，但是在精製加工過程中容易流失。鉀也是如此，它和鈉的作用正好相反，具有降血壓的效果。動物性食物富含鈉，而植物性食物富含鉀，這也是植物性食物可以降血壓的原因之一。

鈉鹽會刺激交感神經，而鉀鹽則刺激副交感神經。平常就容易煩躁的人，吃了重鹹的食物以後情緒會更加焦躁不安。相反的，多吃含鉀的植物性食物以後，人就會平靜下來。飲食會如此影響身心，我們怎可不對入口的食物多加用心呢。

植物性食物與動物性食物吃多吃少，對血壓與動脈硬化造成何等的重大影響，相信讀者們現在都能夠理解才是。

◎牙周病也是動脈硬化的原因之一

前面稍微提到腸道菌對人體的作用，接下來要談的是影響血壓並且造成動脈硬化的感染症。這是一種號稱「超過八成的中年以上人口普遍感染的疾病」，病名就叫做「牙周病」[88]。

大家或許很難將牙周病與高血壓做聯想，然而牙周病正是引發高血壓的一大推手，這已經是醫學上不爭的事實。

我們的口腔也和腸道一樣充滿了細菌，**牙周病起因於特定的菌種在口腔大量孳生，這些菌種會造成牙齦發炎，而口腔細菌又特別容易侵入血液中，傷害血管內皮細胞，引起血管發炎。血管內皮細胞發生功能障礙，正是高血壓與動脈硬化的起因。**有醫學研究指出，心肌梗塞病人血管裡的斑塊和氧化的膽固醇當中，多數都可以發現牙周病菌❽❾。

治牙周病同時也能治高血壓

牙周病的病人在飲食當中，或是在清潔牙縫、上醫院清除牙結石之際，牙齦很容易出血，這表示細菌可能藉由血液入侵體內。人類的口腔裡滿是細菌，牙周病人尤其嚴重。治療牙周病，也等同是在治療高血壓和心腦血管疾病。

其實牙周病就是一種生活習慣病，因此藉由改善生活習慣，也可以治好這一口腔頑疾。少吃精製碳水化合物，多攝取富含 Omega-3 脂肪酸、維生素 C 與維生素 D 的食物，可抑制牙周病的發炎程度。不只高血壓、高血脂、高尿酸血症、糖尿病是如此，癌症

與失智症同樣都屬於生活習慣病。還有其他種種棘手的疑難雜症，多數和不良生活習慣脫不了關係。

只要調整飲食就能解決疼痛困擾

遠的不講，就說最常見的腰痛、膝關節疼痛、肩頸僵硬痠痛，幾乎都起因於不當的生活習慣。受腰腿痛折磨的人很多，原因往往不只是單純的筋骨肌肉問題，還必須追溯到生活習慣的不良影響。

臨床上，只是調整病人的飲食，長年疼痛竟不藥而癒的案例不在少數。正如本書不斷重申，像白米飯這類高 GI（Glycemic index，升糖指數 *）的高碳水化合物不利健康，應該節制攝取，卻是容易被忽略的生活細節。

筆者引用多方研究數據，無非是想要說明實踐良好的生活習慣，不僅只是用來改善身體特定的某一處症狀而已，它可以全面性的提升人體健康。也就是說，**實踐良好生活習慣不只是降血壓而已，還可同時改善腸道環境、抑制發炎、強化抗氧化能力、調節免疫功能。**

---

* 升糖指數又稱為「血糖生成指數」，指食物對增加血糖速度的影響力，用來度量「食物升高血糖的能力」。GI 越高的食物，升高血糖的速度越快，血糖急遽上升後會陡降，對身體造成多方面傷害。

這也反證了高血壓和動脈硬化不只是單純的血管問題，而是全身性的問題。良好的生活習慣照顧到全身健康，也帶來血管的健康。我們不貪圖眼前的便利，只想著頭痛醫頭，腳痛醫腳，而是著眼於解決所有生活習慣病帶來的症狀，求得「畢其功於一役」。這麼一來，必能大大節省全民的醫療開支。

改善生活習慣才能有健康老後生活

　　事實上，有研究統計數據證實，改善生活習慣確實降低了醫療支出。多數人都在為養老的資金發愁，而養老最大的花費，往往就是醫療支出。為了安心迎接老後生活，盡可能減少無意義的支出至為重要。做好保健不生病，就是最有效的節流手段。除了醫療支出，看護費也是大筆花費，所以要慎防失智。

　　長者一旦失智，生活需要家人或看護人員陪伴，甚至得在自家或養護中心接受 24 小時照顧，導致照顧者的生活節奏也完全亂了套，面臨身心崩潰。試想，長期值夜班，或是過著日夜顛倒的生活，人會發生什麼變化呢？難怪照顧者也變得精神恍惚，成為失智的高危險群⑨。家中長者引爆的失智連環效應，成為折煞人的「負面遺產」。失智除了可能帶來更多的失智，睡眠節奏紊亂還會導致高血壓、動脈硬化、癌症。

⑨睡眠時間與高血壓的相關性

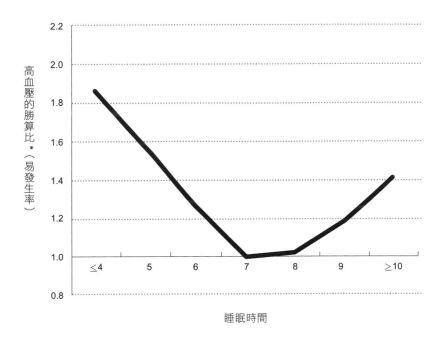

睡眠時間

⑨引用自 Grandner M, Mullington JM, Hashmi SD, Redeker NS, Watson NF, Morgenthaler Tl. Sleep duration and hypertension: analysis of > 700,000 adults by age and sex, J Clin Sleep Med.2018;14（6）:1031-1039,doi:10.5664/ jcsm.7176（部分摘錄）

*Odds ratio，簡稱 OR，為試驗組中發生結果的勝算（Odds）與對照組中發生結果的勝算，此兩者的比值就是勝算比（OR）。 各組的勝算為研究過程中各組發生某一事件之人數，除以未發生某一事件之人數。

◎睡眠時間不足帶來的生活習慣病

睡眠時間不足也會導致血壓上升，同時對所有的生活習慣病帶來不良影響。沒有睡好，把昨日的疲勞留到今天，身心都備受煎熬。睡眠不足尤其容易影響年輕人的血壓，常有人說自己年輕時怎樣熬夜都不累，其實沒有這回事。

大規模研究顯示，睡眠 7 小時左右是高血壓風險較低的時數，睡多了或睡少了都容易誘發高血壓[91]。

好好睡上一覺就能減輕全身負擔

睡眠時間不只影響血壓，也牽動所有的生活習慣病。日本人的睡眠時間普遍偏短，這和近代化及數位化的社會背景有關。時下流行「短時間睡眠」（Short sleep），以為這是高效率的表現，其實是不了解長期睡眠不足的危害有多大。適度休息對人體而言是必要的，而且只是坐著假寐，並不能滿足深度休息的需求，最理想的睡姿是正面躺平的仰睡。

如今許多日本勞工都需要輪班工作。社會高齡化，失智看護需求增加，看護機構需要更多的人手，加上 24 小時營業的店舖與工廠，也需要大夜班的工作人員。

從事這類輪班工作的人，失智風險比較高。換個角度看，以便利和效率為優先，犧牲健康，帶來失智，上一代的失智，又可能帶來下一代的失智，這樣的犧牲可否值得？

再仔細想想，我們正面臨高齡化社會問題，緊接而來的就是人口減少。目前人口多的高齡世代，失智人口也多，看護的工作落在人口少的年輕人身上。現在或許還勉強撐得住，但是未來的社會也許不堪支應，淪為親子共倒。不想要走到這一步，我們就必須好好睡覺。

晚上安分睡覺，不想東想西、不從事其他活動，這樣子很難嗎？一想到好好睡覺就是在為自己減輕將來的負擔，還有什麼比這更值回的投資呢？

日光促進褪黑素助眠抗氧化

想要晚上睡得好，就要趁著當天一早，讓自己沐浴在晨光中。

接觸晨間日光的 16 小時後，大腦裡的松果體會分泌「褪黑激素」（melatonin）荷爾蒙促發睡意。褪黑激素除了助眠，還有抗氧化作用，這麼好用的荷爾蒙我們大力協助它分泌都來不及，豈可去阻礙它。

曬太陽本該是理所當然的生命活動，但是現代人普遍有日照不足的問題。早起曬太陽，可以為我們帶來一夜好眠，因而降低生活習慣病的風險，真可說是上天的恩賜呀！

後記
健康生活從改變觀念到身體力行

　　把資金挹注在醫療和看護的花費上，並非積極的作法，再怎麼說，這些都是迫於無奈的支出。將金錢積極花用在可以令生活更美好的事物上，豈不是有意義得多。與其每年從口袋裡掏出 10 萬日圓支付醫療或看護費用，不如把錢拿去旅遊玩樂，想必人生會更為充實。

　　日本強制實施國民健康保險與看護險，而且保費年年調漲，相信大家都很有感。日本不只是醫療和看護支出增多，病人也一直在增加，需要看護的人口同樣在成長。雖然說醫療需求大增，與人口高齡化脫不了關係，但其實如今的醫療支出暴增更甚於社會老化的速度。醫療與看護需求的人口增加，花費勢必成長，隨之而來的是管理費用跟著膨脹。日本早在 30 多年前就把削減醫療支出列為國家努力的目標，然而 30 年過去，醫療相關支出仍然有增無減。

國民健康衛教應該由政府做起

　　或許有人認為，就算自己努力保健養生，不須醫療和看護，繳出去的保費反正也拿不回來，醫療資源不用白不用，多加利用，自己才不會「虧本」。

政府如果真心為國民的健康著想，就應該更積極推動類似本書所宣揚的健康飲食習慣與生活習慣，可惜的是，政府也沒有更多的餘錢來推廣救助國民健康的衛教活動。

　美國沒有全民健康保險，醫療費用動輒高得嚇人，即使是中產階級，只要生個病就可能破產，所以人人自危，越來越多人積極尋求預防醫學的協助，希望能夠防病於未然。

　日本國民因為有全民健康保險，就算生了大病需要高額醫療花費，也有保險給付幫忙，大大減輕負擔。然而，國家立意良善的制度卻是一把雙刃劍，按照現行的健保制度規劃，無助於推動國民預防醫學，可以預料今後醫療支出還會持續擴大，直到終於破產。不客氣地說，現今的全民健保制度若不破產，恐怕很難喚起更多人正視「防病於未然」的重要意義。

　健康問題並不完全是自我管理的責任，因為有些大環境因素是個人無法掌控的，例如大氣汙染、環境噪音、電磁波傷害等皆屬之。而輪班制工作的需求量大，也是社會結構性的問題，不是光憑一己之力能夠克服的。

　此外，不適合食用的精鹽卻當做食鹽在市面上流通、白糖大量用於各式料理等，在在傷害了國民的健

康，政府當局對於這一切至今缺乏有效的管制作為。我認為，政府相關單位對這些有害物，應該比照香菸的待遇，加註警語或廣為宣傳警告，讓全民知道它們對健康的危害，否則實在難以說服我們相信政府認真看待國民的健康。

不過話說回來，筆者或許應該感謝政府的消極態度，正因為國家的不作為，才給了我工作機會。

吃藥花錢又有風險得不償失

這次我將本書的主題定位在高血壓的防治，血壓偏高當然不是什麼好事，可能的話，讓血壓回歸到平穩的水準比較好。不過多數人的高血壓其實只是處於稍微偏高的中等程度，即使服用降血壓藥把血壓降下來，也無法減輕動脈硬化的風險，吃藥不但花錢，還得承受降血壓藥帶來的副作用危害。

本來是為了預防心肌梗塞才服用降血壓藥，結果反而招致心肌梗塞；只因為血壓高出一點點，長期服用降壓藥反而引發糖尿病……諸多醫學研究大數據都為我們揭露了這樣的事實。讀完本書，相信各位應該可以明白「調整生活習慣比吃藥更有效，既經濟又實惠」的道理。

「高血壓是必須吃藥治療的疾病」這一觀念一旦深植人心，想修正談何容易。就像主張「地動說」的伽利略，因為抵觸了主流的「天動說」，被送上宗教法庭；傳說中，他在宗教法庭上仍堅持「地球分明就在轉動呀」，只因為這個如今已經是基本天文常識的主張，在當年不見容於當權者，說出事實的伽利略就被問罪而遭到終身監禁。由此可知，大眾的認知多麼容易受到人為操弄，並且對昧於事實的定見深信不疑。

　我很重視某些「感覺」，其中之一就是「怪」的感覺。說是「怪」也好，說是「不自然」、「不對勁」也好，總之就是「感覺哪裡怪怪的」，有這樣的違常感時，更要保持探究心。

「恐病症」才是最需要克服的觀念

　我相信不少人也曾感覺到服用降血壓藥「怪怪的」，只因為醫界權威說必須吃藥，或是諸如此類的理由，而封印了自己「覺得哪裡怪」的感覺，刻意置之不理，而這正是有意對大眾洗腦的有心人所樂見，完全正中其下懷。

　試想這兩種狀況：狀況一是醫生對病人說「你有高血壓，必須吃藥」，狀況二是病人主動要求醫生說「我

擔心我的高血壓，請給我藥吃」，以市場學的觀點而言，哪一種運作比較成功呢？自然是病人主動要求吃藥更好囉。

當「高血壓很可怕」的觀念廣為散播，民眾已經顧不得科學大數據告訴我們何種狀況下該吃藥、何種狀況時還不需吃藥，他們只會恐慌地認為「我好怕高血壓，我必須吃藥！」想說服渴求藥物的人，讓他們相信自己其實不需吃藥，這是非常吃力不討好的事。

這樣的「恐病症」也在我們四周傳播著。盲目相信錯誤資訊而戒慎恐懼的人們，口耳相傳著加油添醋的不實消息，給身邊的人帶來不必要的惡劣影響，終於造成「高血壓就該吃藥」的觀念深入人心。

檢視生活習慣遠勝吃將血壓藥

筆者對不想吃藥的人，施以生活衛教指導。經過我的指導以後，有的人甚至只要看診一次就 OK。

至於要做與不做，全在於病患自己的抉擇，重點是只要願意修正生活習慣，就會有降低心肌梗塞與腦梗塞風險的效果，比服用降血壓藥的成效更好，總死亡率也跟著下降。站在我身為醫生的立場，自然是希望病人能夠至少 1 年回診 1 次，好讓我重新檢視他們的生活習慣，但其實這也並非絕對必要。

再說，我認為比起來找我諮詢，讀者們確實做到本書強調的飲食與生活習慣，會更直接而有效。根據美國的研究，血壓每下降 1mmHg 平均花費 62 美元，我概算了一下，讀完本書大約要 5 小時，以時薪 3000 日圓換算，大約花費 1,5000 日圓。讀了本書以後，實際付諸某些行動，血壓至少降低 5mmHg，就已經比美國的生活指導效果更好。一想到只是這樣做，竟可以省去之後的數百萬日圓醫療看護費，是不是很令人雀躍呢？

現代生活反而造成身體沉重負擔

出版本書的初衷，源自筆者想要和大家分享重大的好消息，那就是與其服用降血壓藥治療高血壓，還不如改善生活習慣，更能夠真正促進健康，既經濟又實惠。

扼要地說，過於福泰的人要瘦身，平日多運動，多吃在良好環境下栽培的蔬菜，避免吃精製穀物和加工食品，少吃肉。抽菸的人要戒菸，經常深呼吸、多喝水、晚上好好睡覺、早起曬太陽、多接觸自然山林，到海邊觀浪也很好。

以前的人視為再自然不過的事，到了我們的時代卻變得不自然了。雖說我們享受著前所未有的便利生

活，身體卻負擔沉重。要如何看待這樣的生活，完全見仁見智。

正如同日本的俗話說「十人十色」，我向來尊重每個人對生活的詮釋。而體質也猶如個性，人人不相同，倘若無視於這樣的事實，硬要把同樣治療套用在不同的人身上，效果就很難如人意。

人類的存活需要多樣化，我們沒必要強求全體行動一致，何況這樣的一致性也會造成人類的生存危機。究竟怎樣過日子才好，答案往往要等到事過境遷以後才能夠揭曉。然而溫故可以知新，回顧人類的歷史就不難明白，我們其實已經適應了長久以來所親近的大自然。

改善生活習慣才能走上健康大道

試圖在生活習慣上做出改變，藉以拯救自己的高血壓，有這種認知的人現在或許仍是少數。但是筆者樂觀期待不久的將來，這樣的有識之士會變成多數派。

在資訊氾濫的當今世道，筆者將自認為有意義的資訊介紹給大家，雖然是以高血壓為切入點，實則除了高血壓治療以外，更囊括了對防治生活習慣病有所功效的內容，關於這一點，筆者深感自信。

高血壓其實就是一種生活習慣病，生活習慣病不只是個人的健康問題，更延伸到社會問題，乃至環境問題。讀者們可有過驀然回首，才發現自己與大自然之間竟存在莫大隔閡的感嘆，而去除這一隔閡正是我們通往健康的正解。

本書的最後，我要感謝很多貴人。小峰齒科醫院的小峰一雄院長為本書的誕生起了頭、邀請我發表演講的 Natural style 荻原彩子主席、聽完演講之後提案出書的 YUSABUL 出版社松本卓野社長，以及為本書所引用研究調查資料奔走的諸先生方先生，還有惠賜我各種相關指導的先進們、為我雜蕪的文字理出頭緒並編輯成書的所有工作人員，在此致上我深深的謝忱。有勞各位的鼎力協助，才有本書的問世。

最後的最後，我要感謝一直眷顧我到現在，今後也將繼續支持我的大宇宙，是這個宇宙促成所有的因緣，讓本書得以順利誕生。

誠摯祝福各位自在安康。

二〇二三年一月　山口貴也

参考文献

❶ 東 幸仁 動脈硬化の第一段階としての血管内皮障害 内科学会雑誌第 96 巻 第 8 号・平成 19 年 8 月 10 日

❷❼ 厚生労働科学研究費補助金（政策科学総合研究事業（政策科学推進研究事業））総合研究報告書
生活習慣・健診結果が生涯医療費に及ぼす影響に関する研究 研究代表者 辻 一郎 東北大学大学院
医学系研究科公衆衛生学分野・教授

❸ 小久保喜弘　国内外の脳卒中の推移 2017 年 12 月 日循予防誌 第 52 巻 第 3 号　総説（循環器病予防
総説シリーズ 3：記述疫学編 1）

❹ LK Dahl　SALT INTAKE AND DEVELOPMENT OF ESSENTIAL HYPERTENSION International Journal of
Epidemiology 2005;34:967–972

❺ James P. Sheppard et al. Benefits and Harms of Antihypertensive Treatment in Low-Risk Patients With
Mild Hypertension JAMA Intern Med. doi:10.1001/jamainternmed.2018.4684

❻ Samaneh Akbarpour el at. Healthy lifestyle behaviors and control of hypertension among adult
hypertensive patients. nature SCIEnTIFIC RepoRTS | (2018) 8:8508 | DOI:10.1038/s41598-018-26823-5

❽ Shizuka Sasazuki et al. Body Mass Index and Mortality From All Causes and Major Causes in Japanese:
Results of a Pooled Analysis of 7 Large-Scale Cohort Studies J Epidemiol 2011;21(6):417-430

❾ https://epi.ncc.go.jp/can_prev/evaluation/2830.html

❿ David R. Jacobs, Jr el at. Cigarette Smoking and Mortality Risk Twenty-five–Year Follow-up of the
Seven Countries Study ARCH INTERN MED/ VOL 159, APR 12, 1999

⓫ Wen Qin et al. Light Cigarette Smoking Increases Risk of All-Cause and Cause-Specific Mortality:
Findings from the NHIS Cohort Study Int. J. Environ. Res. Public Health 2020, 17, 5122

⓬ Nabavizadeh P, Liu J, Havel CM, et al. Vascular endothelial function is impaired by aerosol from a
single IQOS HeatStick to the same extent as by cigarette smoke Tob Control 2018;27:s13–s19.

⓭ https://world-heart-federation.org/news/air-pollution-and-cardiovascular-disease-a-window-of-
opportunity/

⓮ Hammer MS, Swinburn TK, Neitzel RL. 2014. Environmental noise pollution in the United States:
developing an effective public health response. Environ Health Perspect 122:115–119;

⓯ Gould van Praag, C. D. et al. Mind-wandering and alterations to default mode network connectivity
when listening to naturalistic versus artificial sounds. Sci. Rep. 7, 45273;

⓰ Buxton et al. A synthesis of health benefits of natural sounds and their distribution in national parks
PNAS 2021 Vol. 118 No. 14 e2013097118

⓱ Fatma A. Mohamed el qt.Study Of The Cardiovascular Effects Of Exposure To Electromagnetic Field.
Life Science Journal. 2011;8(1):260-274]

⑱ M.L. Pall Wi-Fi is an important threat to human health Environmental Research 164 (2018) 405–416

⑲ K. Vangelova and D. Velkova STRESS AND FATIGUE IN OPERATORS UNDER RADIOFREQUENCY ELECTROMAGNETIC RADIATION AND SHIFT WORK Acta Medica Bulgarica, Vol. XLI, 2014, No 2

⑳ Miller AB el at. (2019) Risks to Health and Well-Being From Radio-Frequency Radiation Emitted by Cell Phones and Other Wireless Devices. Front. Public Health 7:223. doi: 10.3389/fpubh.2019.00223

㉑ Santini R, et al. Enquête sur la santé de riverains de stations relais de téléphonie mobile: I/incidences de la distance et du sexe [Investigation on the health of people living near mobile telephone relay stations: I/Incidence according to distance and sex]. Pathol Biol (Paris). 2002 Jul;50(6):369-73. French. doi: 10.1016/s0369-8114(02)00311-5. Erratum in: Pathol Biol (Paris). 2002 Dec;50(10):621. PMID: 12168254.

㉒ Fujioka and Ishikawa Remnant Lipoproteins and Atherosclerosis Journal of Atherosclerosis and Thrombosis Vol.16, No.3

㉓ N.A. Strobel et al. Oxidative stress biomarkers as predictors of cardiovascular disease International Journal of Cardiology 147 (2011) 191–201

㉔石垣 泰 動脈硬化発症・進展における血中酸化 LDL の重要性 糖尿病 53(4):231~233，2010

㉕ Iain P Hargreaves Ubiquinone: cholesterol's reclusive cousin   Ann Clin Biochem 2003; 40: 207–218

㉖ Ray KK, Seshasai SR, Erqou S, Sever P, Jukema JW, Ford I, Sattar N. Statins and all-cause mortality in high-risk primary prevention: a meta-analysis of 11 randomized controlled trials involving 65,229 participants. Arch Intern Med. 2010 Jun 28;170(12):1024-31. doi: 10.1001/archinternmed.2010.182. PMID: 20585067.

㉗ Wang, B.; Qiu, J.; Lian, J.; Yang, X.; Zhou, J. Gut Metabolite Trimethylamine-N-Oxide in Atherosclerosis: om Mechanism to Therapy. Front. Cardiovasc. Med. 2021, 8, 723886.

㉘ The Role of Glucagon in the Pathophysiology and Treatment of Type 2 Diabetes https://doi.org/10.1016/j.mayocp.2017.12.003

㉙ Aston-Mourney K, Proietto J, Morahan G & Andrikopoulos S 2008 Too much of a good thing: why it is bad to stimulate the beta cell to secrete insulin. Diabetologia 51 540–545. (doi:10.1007/s00125-008-0930-2)

㉚ Sharavana G el at. Lutein attenuates oxidative stress markers and ameliorates glucose homeostasis through polyol pathway in heart and kidney of STZ-induced hyperglycemic rat model. Eur J Nutr. 2017;56(8):2475-2485.

㉛ J. Sundstro ¨ m and B. Neal Replacing the current hypertension control paradigm European Heart Journal – Quality of Care and Clinical Outcomes (2015) 1, 17–22

㉜ Matsui S, Sobue T, Zha L, Kitamura T, Sawada N, Iwasaki M, Shimazu T, Tsugane S. Long-term antihypertensive drug use and risk of cancer: The Japan Public Health Center-based prospective study. Cancer Sci. 2021 May;112(5):1997-2005. doi: 10.1111/cas.14870. Epub 2021 Apr 1. PMID: 33660381; PMCID: PMC8088916.

33 Taylor, Hu, and Curhan Thiazide diuretics, β-blockers, and diabetes risk DIABETES CARE, VOLUME 29, NUMBER 5, MAY 2006

34 Lv J et al. (2012) Effects of Intensive Blood Pressure Lowering on Cardiovascular and Renal Outcomes: A Systematic Review and Meta-Analysis. PLoS Med 9(8): e1001293. doi:10.1371/journal.pmed.1001293

35 Sripal Bangalore et al. Antihypertensive drugs and risk of cancer: network meta-analyses and trial sequential analyses of 324 168 participants from randomised trials. www.thelancet.com/oncology

36 J.A.H. Masoli et al. Blood pressure in frail older adults Age and Ageing 2020; 49: 807–813

37 Sierra C (2020) Hypertension and the Risk of Dementia. Front. Cardiovasc. Med. 7:5. doi: 10.3389/fcvm.2020.00005

38 Reeve E, Jordan V, Thompson W, Sawan M, Todd A, Gammie TM, Hopper I, Hilmer SN, Gnjidic D. Withdrawal of antihypertensive drugs in older people. Cochrane Database Syst Rev. 2020 Jun 10;6(6):CD012572. doi: 10.1002/14651858.CD012572.pub2. PMID: 32519776; PMCID: PMC7387859.

39 SS Hedayati et al.: Non-pharmacological aspects of blood pressure control Kidney International (2011) 79, 1061–1070

40 Marijon et al Sports-Related Sudden Death Circulation. 2011;124: 672-681.

41 Lippi et al. Sudden Death and Physical Exercise Seminars in Thrombosis & Hemostasis Vol. 44 No. 8/2018

42 スポーツと死因別死亡の地域相関研究　柴田 陽介（浜松医科大学 健康社会医学講座），村田 千代栄，野田 龍也，早坂 信哉，尾島 俊之 運動疫学研究 : Research in Exercise Epidemiology (1347-5827)11 巻 Page8-16(2009.03)

43 Xu,S.;Baker,J.S.;Ren,F. The Positive Role of Tai Chi in Responding to the COVID-19 Pandemic. Int. J. Environ. Res. Public Health2021,18,7479.

44 Wang et al. Tai Chi, Walking, Jogging, and Mortality Am J Epidemiol. 2013;178(5):791–796

45 Liu J, Chen P, Wang R, Yuan Y, Li C (2012) Effect of Tai Chi Exercise on Immune Function in Middle-aged and Elderly Women. J Sports Med Doping Stud 2:119. doi:10.4172/2161-0673.1000119

46 Campbell JP and Turner JE (2018) Debunking the Myth of Exercise- Induced Immune Suppression: Redefining the Impact of Exercise on Immunological Health Across the Lifespan. Front. Immunol. 9:648. doi: 10.3389/fimmu.2018.00648

47 B. Xi et al. Sugar-sweetened beverages and CVD risk. British Journal of Nutrition (2015), 113, 709–717

48 Yokoyama Y el at. Vegetarian diets and blood pressure: a meta-analysis. JAMA Intern Med. 2014 Apr;174(4):577-87. doi: 10.1001/jamainternmed.2013.14547. PMID: 24566947.

49 Sun Y et al. Association of major dietary protein sources with all-cause and cause-specific mortality: the Women's Health Initiative (FS03-08-19). Curr Dev Nutr. (2019) 3(Supplement_1):nzz046. doi: 10.1093/cdn/nzz046.FS03-08-19

50 Tammy Y N Tong et al. Risks of ischaemic heart disease and stroke in meat eaters, fish eaters,

and vegetarians over 18 years of follow-up: results from the prospective EPIC-Oxford study.BMJ 2019;366:l4897 | doi: 10.1136

(51) Kim H, Caulfield LE, Garcia-Larsen V, Steffen LM, Coresh J, Rebholz CM. Plant-Based Diets Are Associated With a Lower Risk of Incident Cardiovascular Disease, Cardiovascular Disease Mortality, and All-Cause Mortality in a General Population of Middle-Aged Adults. J Am Heart Assoc. 2019 Aug 20;8(16):e012865. doi: 10.1161/JAHA.119.012865. Epub 2019 Aug 7. PMID: 31387433; PMCID: PMC6759882.

(52) Kim H, Caulfield LE, Garcia-Larsen V, Steffen LM, Coresh J, Rebholz CM. Plant-Based Diets Are Associated With a Lower Risk of Incident Cardiovascular Disease, Cardiovascular Disease Mortality, and All-Cause Mortality in a General Population of Middle-Aged Adults. J Am Heart Assoc. 2019 Aug 20;8(16):e012865. doi: 10.1161/JAHA.119.012865. Epub 2019 Aug 7. PMID: 31387433; PMCID: PMC6759882.

(53) TJ Key et al. Mortality in vegetarians and non-vegetarians:a collaborative analysis of 8300 deaths among 76,000 men and women in five prospective studies public Health Nutrition: I (I) , 33-41

(54) Badimon L., Peña E., Arderiu G., et al. C-reactive protein in atherothrombosis and angiogenesis. Frontiers in Immunology . 2018;9(1):p. 430. doi: 10.3389/fimmu.2018.00430.

(55) Jensen PN et al. (2018) The association of estimated salt intake with blood pressure in a Viet Nam national survey. PLoS ONE 13(1): e0191437. https://doi.org/10.1371/journal. pone.0191437

(56) Katsuyuki Miura el at. Dietary Salt Intake and Blood Pressure in a Representative Japanese Population: Baseline Analyses of NIPPON DATA80

(57) J Epidemiol 2010;20(Suppl 3):S524-S530 doi:10.2188/jea.JE20090220
Pickering,R.T el at. Higher Intakes of Potassium and Magnesium, but Not Lower Sodium, Reduce Cardiovascular Risk in the Framingham
Offspring Study. Nutrients 2021, 13, 269. https:// doi.org/10.3390/nu13010269

(58) F.H. Messerli et al. Sodium intake, life expectancy, and all-cause mortality European Heart Journal (2021) 42, 2103–2112

(59) Fu et al Nonpharmacologic Interventions for Hypertension J Am Heart Assoc. 2020;9:e016804. DOI: 10.1161/JAHA.120.016804

(60) Yumi Nakamura et al.Effect of Increased Daily Water Intake and Hydration on Health in Japanese Adults Nutrients 2020, 12, 1191

(61) Khera AV et al. Genetic risk, adherence to a healthy lifestyle, and coronary disease. N Engl J Med. 2016;375(24):2349–2358. doi: 10.1056/NEJMoa1605086.

(62) Chiuve S.E., Mccullough M.L., Sacks F.M., Rimm E.B. Healthy Lifestyle Factors in the Primary Prevention of Coronary Heart Disease Among Men. Circulation. 2006;114:160–167. doi: 10.1161/CIRCULATIONAHA.106.621417.

(63) Estadella D el at. Lipotoxicity: effects of dietary saturated and transfatty acids. Mediators Inflamm.

2013;2013:137579. doi: 10.1155/2013/137579. Epub 2013 Jan 31. PMID: 23509418; PMCID: PMC3572653.

64 Kiage JN el at. Intake of trans fat and all-cause mortality in the Reasons for Geographical and Racial Differences in Stroke (REGARDS) cohort. Am J Clin Nutr. 2013 May;97(5):1121-8. doi: 10.3945/ajcn.112.049064. Epub 2013 Apr 3. PMID: 23553155; PMCID: PMC3628378.

65 Hathaway D, et al.Omega 3 Fatty Acids and COVID-19: A Comprehensive Review. Infect Chemother. 2020 Dec;52(4):478-495. doi: 10.3947/ic.2020.52.4.478. PMID: 33377319; PMCID: PMC7779984.

66 Harris WS el at. Fatty Acids and Outcomes Research Consortium (FORCE). Blood n-3 fatty acid levels and total and cause-specific mortality from 17 prospective studies. Nat Commun. 2021 Apr 22;12(1):2329. doi: 10.1038/s41467-021-22370-2. PMID: 33888689; PMCID: PMC8062567.

67 大塚 礼 等 地域在住中高年男女における性・年齢群別の血清脂肪酸構成比率 日本栄養・食糧学会誌 (0287-3516)66 巻 3 号 Page147-153(2013.06) 2013328171, DOI:10.4327/jsnfs.66.147

68 Kemi VE, Kärkkäinen MU, Rita HJ, Laaksonen MM, Outila TA, Lamberg-Allardt CJ. Low calcium:phosphorus ratio in habitual diets affects serum parathyroid hormone concentration and calcium metabolism in healthy women with adequate calcium intake. Br J Nutr. 2010 Feb;103(4):561-8. doi: 10.1017/S0007114509992121. Epub 2009 Sep 28. PMID: 19781123.

69 Nyirenda, Moffat J; Padfield, Paul L. Parathyroid hormone and hypertension. Journal of Hypertension23(9):p1633-1634,September2005.|DOI: 10.1097/01.hjh.0000179508.84479.90

70 Fujii H. Association between Parathyroid Hormone and Cardiovascular Disease. Ther Apher Dial. 2018 Jun;22(3):236-241. doi: 10.1111/1744-9987.12679. Epub 2018 Apr 30. PMID: 29707916.

71 Calvo MS, Moshfegh AJ, Tucker KL. Assessing the health impact of phosphorus in the food supply: issues and considerations. Adv Nutr. 2014 Jan 1;5(1):104-13. doi: 10.3945/an.113.004861. PMID: 24425729; PMCID: PMC3884091.

72 Heath AK, Kim IY, Hodge AM, English DR, Muller DC. Vitamin D Status and Mortality: A Systematic Review of Observational Studies. Int J Environ Res Public Health. 2019 Jan 29;16(3):383. doi: 10.3390/ijerph16030383. PMID: 30700025; PMCID: PMC6388383.
Xikang Fan, Jiayu Wang, Mingyang Song, Edward L Giovannucci, Hongxia Ma, Guangfu Jin, Zhibin Hu, Hongbing Shen, Dong Hang, Vitamin D Status and Risk of All-Cause and Cause-Specific Mortality in a Large Cohort: Results From the UK Biobank, The Journal of Clinical Endocrinology & Metabolism, Volume 105, Issue 10, October 2020, Pages e3606–e3619, https://doi.org/10.1210/clinem/dgaa432

73 Wang J, Zhou JJ, Robertson GR, Lee VW. Vitamin D in Vascular Calcification: A Double-Edged Sword? Nutrients. 2018 May;10(5):E652. DOI: 10.3390/nu10050652. PMID: 29786640; PMCID: PMC5986531.

74 Asakura K, Etoh N, Imamura H, Michikawa T, Nakamura T, Takeda Y, Mori S, Nishiwaki Y. Vitamin D Status in Japanese Adults: Relationship of Serum 25-Hydroxyvitamin D with Simultaneously Measured Dietary Vitamin D Intake and Ultraviolet Ray Exposure. Nutrients. 2020 Mar 11;12(3):743. doi: 10.3390/nu12030743. PMID: 32168939; PMCID: PMC7146414.

75 Crowe FL, Steur M, Allen NE, Appleby PN, Travis RC, Key TJ. Plasma concentrations of

25-hydroxyvitamin D in meat eaters, fish eaters, vegetarians and vegans: results from the EPIC-Oxford study. Public Health Nutr. 2011 Feb;14(2):340-6. doi: 10.1017/S1368980010002454. Epub 2010 Sep 21. PMID: 20854716.

76 著者作成

77 Reitz C., Luchsinger J.A. Relation of Blood Pressure to Cognitive Impairment and Dementia. Curr. Hypertens. Rev. 2007;3:166–176. doi: 10.2174/157340207781386747.

78 Morris M. C. et al.(2018). Nutrients and bioactives in green leafy vegetables and cognitive decline: prospective study. Neurology 90 e214–e222.

79 Lourida I, Hannon E, Littlejohns TJ, Langa KM, Hyppönen E, Kuzma E, Llewellyn DJ. Association of Lifestyle and Genetic Risk With Incidence of Dementia. JAMA. 2019 Aug 6;322(5):430-437. doi: 10.1001/jama.2019.9879. PMID: 31302669; PMCID: PMC6628594.

80 Zhang D, Wang G, Joo H. Am J A systematic review of economic evidence on community hypertension interventions. Prev Med. 2017;53:0–30.

81 Olas B. Anti-aggregatory potential of selected vegetables—Promising dietary components for the prevention and treatment of cardiovascular disease. Adv. Nutr. 2019;10:280–290. doi: 10.1093/advances/nmy085. -

82 Sasaki M. el at.Characteristic Analysis of Trigonelline Contained in Raphanus sativus Cv. Sakurajima Daikon and Results from the First Trial Examining Its Vasodilator Properties in Humans. Nutrients. 2020;12:1872. doi: 10.3390/nu12061872.

83 Kreft M. Buckwheat phenolic metabolites in health and disease. Nutr Res Rev. (2016) 29:30–9. 10.1017/S0954422415000190

84 Jensen,G.S.;Lenninger,M.;Ero,M.P.;Benson,K.F.Consumptionofnattokinaseisassociatedwithreducedbloo dpressureand von Willebrand factor, a cardiovascular risk marker: Results from a randomized, double-blind, placebo-controlled, multicenter North American clinical trial. Integr. Blood Press. Control 2016, 9, 95–104.

85 Robles-Vera I., Toral M., Duarte J. Microbiota and Hypertension: Role of the Sympathetic Nervous System and the Immune System. Am. J. Hypertens. 2020;33:890–901. doi: 10.1093/ajh/hpaa103.

86 Sampson TR, Mazmanian SK. Control of Brain Development, Function, and Behavior by the Microbiome. Cell Host Microbe (2015) 17(5):565–76. doi: 10.1016/j.chom.2015.04.011

87 Lee SH et al. Emotional well-being and gut microbiome profiles by enterotype. Sci Rep. 2020;10:1–9.

88 Munoz AE et al. Periodontitis is associated with hypertension: A systematic review and meta-analysis. Cardiovasc Res 2020; 116(1): 28-39.

89 Atarbashi-Moghadam F. el at.Periopathogens in atherosclerotic plaques of patients with both cardiovascular disease and chronic periodontitis. ARYA Atheroscler. 2018;14:53–57.

90 VLeso V., Caturano A., Vetrani I., Iavicoli I. Shift or night shift work and dementia risk: A systematic review. Eur. Rev. Med. Pharmacol. Sci. 2021;25:222–232. doi: 10.26355/eurrev_202101_24388.

91 Grandner M et al.Sleep duration and hypertension: analysis of > 700,000 adults by age and sex. J Clin Sleep Med. 2018;14(6):1031–1039. doi:10.5664/jcsm.7176

不靠藥物、不減鹽，就能健康的降血壓！

醫學大數據告訴你：吃藥和減鹽無法預防動脈硬化

作　者：山口貴也	
譯　者：胡慧文	
特約編輯：凱特	
美術設計：洪祥閔	
封面設計：盧穎作	

社　　長：洪美華
總 編 輯：莊佩璇
主　　編：何　喬
出　　版：幸福綠光股份有限公司
地　　址：台北市杭州南路一段 63 號 9 樓之 1
電　　話：(02)23925338
傳　　真：(02)23925380
網　　址：www.thirdnature.com.tw
E - m a i l：reader@thirdnature.com.tw
印　　製：中原造像股份有限公司
初　　版：2024 年 1 月
郵撥帳號：50130123 幸福綠光股份有限公司
定　　價：新台幣 380 元（平裝）

國家圖書館出版品預行編目資料

不靠藥物、不減鹽，就能健康的降血壓！醫學大數據告訴你：吃藥和減鹽無法預防動脈硬化／山口貴也著，胡慧文譯 -- 初版 . -- 臺北市：幸福綠光 , 2024.01
面；　公分

ISBN 978-626-7254-41-7（平裝）

最新医学データが導き出した薬・減塩に頼らない血圧の下げ方

1. 高血壓　2. 保健常識　3. 藥品

415.382　　　　　　　112021568

Original Japanese title: SAISHIN IGAKU DATA GA MICHIBIKIDASHITA KUSURI GENEN NI TAYORANAI KETSUATSU NO SAGEKATA
© Takaya Yamaguchi 2023
Original Japanese edition published by Yusabul Co., Ltd.
Traditional Chinese translation rights arranged with Yusabul Co., Ltd.
through The English Agency (Japan) Ltd. and AMANN CO., LTD.

總經銷：聯合發行股份有限公司
新北市新店區寶橋路 235 巷 6 弄 6 號 2 樓
電話：(02)29178022 傳真：(02)29156275

新自然主義